◎图表解中医备考丛书

U0746411

中医骨伤科学

ZHONGYIGUSHANGKEXUE

主编 王庆甫

备考学习笔记

中国医药科技出版社

内 容 提 要

　　本书以图表形式对中医骨伤科学的知识体系进行了系统梳理，对教材的内容进行了压缩，使教材内容精简，突出课程重点和考点，有利于学生全面记忆知识点，避免考点内容的遗漏，是学生复习备考的必备工具书。

图书在版编目（CIP）数据

中医骨伤科学/王庆甫主编．—北京：中国医药科技出版社，2012.1
（图表解中医备考丛书/翟双庆主编）
ISBN 978 - 7 - 5067 - 5282 - 4

Ⅰ.①中…　Ⅱ.①王…　Ⅲ.①中医伤科学—自学参考资料　Ⅳ.①R274

中国版本图书馆 CIP 数据核字（2011）第 239189 号

美术编辑　陈君杞
版式设计　郭小平

出版　中国医药科技出版社
地址　北京市海淀区文慧园北路甲 22 号
邮编　100082
电话　发行：010-62227427　邮购：010-62236938
网址　www.cmstp.com
规格　958×650mm ¹⁄₁₆
印张　16½
字数　179 千字
版次　2012 年 1 月第 1 版
印次　2019 年 11 月第 3 次印刷
印刷　北京市密东印刷有限公司
经销　全国各地新华书店
书号　ISBN 978-7-5067-5282-4
定价　**29.00 元**

《图表解中医备考丛书》

总编委会

《中医骨伤科学》

编 委 会

前 言
contents

　　目前，各种中医类考试越来越多，包括中医执业医师资格考试、研究生入学考试、中医药院校在校生结业考试、卫生专业资格考试、继续教育考试等。各版本教材也编得越来越厚，拓展内容越来越多，这对于考生来说，无疑增加了应考难度。为了帮助各级考生对重点课程知识点的掌握，中国医药科技出版社策划出版了《图表解中医备考丛书》，本套丛书的主编多为国家级或省级精品课程的学科带头人，参编人员为多年从事教学、有丰富教学经验的资深教授，或者是对各种考试考点非常熟悉的教学一线人员。从而，保证了本丛书内容的权威性和科学性。

　　随着教材使用的多元化，各校使用的教材也存在差异，但五年制教学大纲却是一致的，基于此，本丛书内容以教学大纲为核心，本着将教材内容编薄、编精的原则，每本书的篇幅控制在相当于教材的 1/3 ~ 1/2，只收载考点重点。这样将大大节省考生的复习时间，减轻负担。对于内容形式的表达，以图和表格为主，原则为：能用图表说明的一律采用图表形式；可以分条论述的不要成段地罗列论述；部分分册，对于高频重点考点内容用下划线标注，以示突出；考点有重点提示——【考点重点点拨】。为了照顾到本科结业考试和研究生考试、自考等学生需求，在每章或每一独立单元后加设【思考题】一项，指出一些阐述题常考的题眼。

　　本丛书的编写不仅是教材内容精简后的精华，更是帮助考生通过考试的重点提示，使学生在掌握重点知识的同时对考点进行针对性复习。

　　最后祝愿考生通过学习本丛书，能够熟练掌握各门课程的重点内容，顺利通过各种考试！

丛书编委会
2011 年 12 月

编写 说明

　　中医骨伤科学是一门防治骨关节及其周围筋肉损伤与疾病的学科。古属"疡医"范畴，又称接骨、正骨、伤科等。中医骨伤科历史悠久，源远流长，是中华各族人民长期与筋骨损伤疾患做斗争的经验总结，具有丰富的学术内容，并取得了卓著的医疗成就，是中医学重要的组成部分，对中华民族的繁衍昌盛和世界医学的发展产生了深远的影响。随着我国社会经济的高速发展，人口平均寿命的延长、生活工作方式的改变、自然灾害和事故的发生等因素，使骨伤科患者急剧增加。与之相适应，全国各中医院的骨伤科随之快速发展，很多骨伤科成为医院的重点科室，对骨伤人才的需求也日益增加。我国目前的中医高等教育中，为了适应人才市场的需求，很多院校开设了骨伤专业，培养专门人才。即使中医专业的医学生，中医骨伤科学也是临床必修课之一。

　　中医骨伤科学理论独特，技能突出，与其他中医临床课有明显差异。本人在近30年的教学实践中体会到，学生在学习该课程时，由于知识点繁多、知识结构层次纷乱等原因，系统掌握大纲要求的内容有很大困难。特别是在毕业考试、执业医师考试、研究生入学考试等重要测试中，往往不能系统梳理掌握该课程的知识体系，很难取得好成绩。为此，我们编写了该书，以求解决上述教学过程中存在的问题，便于学习和掌握。书中对教材内容篇幅进行压缩，只有其1/3左右，突出考点，剔除非考内容。以图和表格为主，图表形式占图书篇幅的90%以上。分条论述的用①、②、③等条说明，有利于学生全面记忆知识点，只要记住几条，就可以避免考点内容的遗漏。设"考点重点点拨"置于每章之首；每单元后加"思考题"，指出一些论述题常考的题眼。

　　本书旨在帮助学生系统掌握复习中医骨伤科的重点内容，利用图表形式使课程重点考点内容凸显，使教材内容精简，使学生做到执简驭繁，对教材重点和考点内容做到一目了然。所有考试都以教材为蓝本和中心，百变不离其宗，通过对教材内容精简，提示考点、重点，帮助学生在掌握中医骨伤科学知识的同时，对考点进行针对性复习。

　　由于我们水平有限，书中肯定存在一些不尽人意之处，甚或谬误，衷心希望广大读者指正。

北京中医药大学骨伤科研究所
王庆甫
2011 年 7 月

目 录
contents

第一章　中医骨伤科发展简史

【考点重点点拨】

熟悉：中医骨伤科的发展简史。

一、发展简史

（1）形成于战国秦汉时代。

（2）至隋唐五代得到进步。

（3）宋辽金元时代得到发展。

（4）明清时期兴盛。

二、历代骨伤科代表著作

（1）葛洪《肘后备急方》：最早记录下颌关节脱臼手法整复。

（2）蔺道人《仙授理伤续断秘方》：我国现存最早的一部骨伤科专著。

（3）吴谦《医宗金鉴·正骨心法要旨》：将正骨手法归纳为：摸、接、端、提、推、拿、按、摩八法。

思考题

1. 吴谦《医宗金鉴·正骨心法要旨》中所指的正骨八法是哪八法？
2. 我国现存最早的一部骨伤科专著是什么？

第二章 损伤分类及病因病机

【考点重点点拨】

1. 掌握：损伤与皮肉筋骨、气血津液、脏腑经络的关系。
2. 熟悉：损伤的病因及分类。

第一节 损伤的分类

分类方法	内　　容
按部位	①外伤：皮、脉、肉、筋、骨损伤，具体为骨折、脱位、筋伤 ②内伤：气血、脏腑、经络功能紊乱
按损伤性质	①急性损伤：急剧的暴力引起 ②慢性劳损：劳逸失度或体位不正确，导致外力长期累积损伤人体
按损伤后就诊时间	①新伤：2～3周内 ②陈伤：新伤久治不愈，或愈后原位复发
按受伤部位破损情况	①闭合性损伤：外部无创口，不易感染 ②开放性损伤：皮肤或黏膜破损，易感染
其他	上述以外的分类方法

思考题

损伤的分类有哪几种？

第二节　损伤的病因

一、外因

1. 外力伤害

（1）直接暴力：损伤发生在外力直接作用部位，如创伤、骨折、挫伤、脱位等。

（2）间接暴力：损伤发生在远离外力作用的部位，如高处坠落所致脊柱压缩性骨折或关节脱位。

（3）肌肉过度强烈收缩：如跌仆时股四头肌强烈收缩所致髌骨骨折、掷手榴弹时的肱骨干骨折。

（4）持续劳损："久视伤血、久卧伤气、久坐伤肉、久立伤骨、久行伤筋"，如单一姿势长期弯腰负重所致慢性腰肌劳损、长时行军所致距骨疲劳骨折。

2. 外感六淫

风、寒、暑、湿、燥、火，"六淫"太过或不及引起筋骨、关节疾患，导致关节疼痛，活动不利。

3. 邪毒感染

感受毒邪，化热脓成，脓毒不泄，蚀筋破骨，引起局部及全身感染，如开放性骨折处理不当所致化脓性骨髓炎。

二、内因

年龄、体质、解剖结构、先天因素、病理因素、职业工种、七情内伤。

思考题

损伤的内因有哪些？

— 3 —

第三节 损伤的病机

一、损伤与皮肉筋骨的关系

1. 皮肉筋骨的生理功能

"肉为墙"：皮肉为人之外壁，内充卫气，人之卫外者全赖卫气。

"筋为刚"：连属关节，络缀形体，主司关节活动，约束骨骼。

"骨为干"：立身之主干，内藏精髓，与肾气互为影响。

2. 损伤与皮肉筋骨的关系

（1）伤皮肉：破其皮肉，是犹壁之有穴，无异门户洞开，外邪易侵入。

（2）伤筋：筋急则拘挛，筋弛则痿弱不用。筋受伤机会最多，也往往首先受损。

（3）伤骨：常不是单一的，损骨能伤筋，伤筋亦能损骨。损骨及伤筋必然累及气血伤于内，因脉络受损，气滞血瘀，为肿为痛。伤筋损骨还能危及肝肾精气。

二、损伤与气血的关系

$$损伤 \rightarrow 伤气血 \begin{cases} 伤气——①气滞；②气虚；③气闭；④气脱；⑤气逆 \\ 伤血——①血瘀；②血虚；③血脱；④血热 \end{cases}$$

思考题

1. 论述损伤与皮肉筋骨的关系？
2. 新伤是指发生在多长时间内的损伤？

第三章　临床诊查

【考点重点点拨】

1. 掌握：肌力分级、特殊症状体征及常见的骨科检查法。
2. 熟悉：四诊辨证的方法。

一、四诊辨证

（一）望诊

望全身 { ①神色：察看神态色泽的变化来判断损伤轻重、病情缓急
②形态：了解损伤部位和病情轻重

望局部 { ①畸形：判断有无畸形，畸形往往标志有骨折或脱位存在
②肿胀、瘀斑：观察其程度
③创口：大小、深浅，创缘，有无污染及异物
④肢体功能：上肢能否上举、下肢能否行走，关节能否屈伸旋转

（二）闻诊

（1）听骨擦音：骨擦音是骨折的主要体征之一。

（2）听骨传导音：检查某些不易发现的长骨骨折。

（3）听入臼声：整复成功时，常能听到"格得"关节入臼声。

（4）听筋的响声：关节摩擦音；肌腱弹响声与捻发音；关节弹响声。

（5）听啼哭声。

（6）听创伤皮下气肿的捻发音。

（7）闻气味。

（三）问诊

方法 $\begin{cases} ①直接询问病人（特殊除外） \\ ②建立疾病概念，有重点，系统询问 \\ ③避免暗示 \end{cases}$

内容 $\begin{cases} ①一般情况：病人的一般状况 \\ ②发病情况：主诉→主要症状及发生时间→发病过程→发病 \\ \quad 情况和变化的急损伤情→损伤的部位和各种症状 \\ ③全身情况：有无全身性病变 \\ ④其他情况：有无需要特别说明的情况 \end{cases}$

（四）切诊

切诊又称脉诊，通过切脉可掌握机体内部气血、虚实、寒热等变化。

二、特殊症状体征

骨折 $\begin{cases} ①畸形 \\ ②骨擦音及骨擦感 \\ ③异常活动 \end{cases}$

脱位 $\begin{cases} ①关节盂空虚 \\ ②弹性固定 \end{cases}$

三、骨与关节检查法

1. 检查次序

望诊→触诊→叩诊→听诊→关节活动→测定肌力→测量→特殊试验（检查）→神经功能→血管检查

2. 测量检查

（1）长度
- ①上肢长度：肩峰→桡骨茎突尖（或中指尖）
- ②上臂长度：肩峰→肱骨外上髁
- ③前臂长度：肱骨外上髁→桡骨茎突
  - 尺骨鹰嘴→尺骨茎突
- ④下肢长度：髂前上棘→内踝下缘
- ⑤大腿长度：髂前上棘→膝关节内缘
- ⑥小腿长度：膝关节内缘→内踝
  - 腓骨头→外踝下缘

（2）周径
- ①大腿周径：髌上 10～15cm 处
- ②小腿周径：小腿最粗处

3. 肌力分级

（1）0级：肌肉无收缩（完全瘫痪）。

（2）Ⅰ级：肌肉有轻微收缩，但不能够移动关节（接近完全瘫痪）。

（3）Ⅱ级：肌肉收缩可带动关节水平方向移动，但不能抗重力（重度瘫痪）。

（4）Ⅲ级：能抗重力移动关节，但不能抵抗阻力（轻度瘫痪）。

（5）Ⅳ级：能抗重力，且能抵抗一定强度的阻力（接近正常）。

（6）Ⅴ级：能抵抗强大的阻力（正常）。

4. 特殊检查

（1）分离试验
- ①临床应用：用于诊断神经根型颈椎病
- ②试验方法：一手托住患者下颌部，另一手托住枕部，然后逐渐向上牵引头部
- ③阳性表现：如患者感到颈部和上肢疼痛减轻，即为阳性

颈椎间孔挤压试验
- ①临床应用：用于诊断神经根型颈椎病
- ②试验方法：患者坐位，检查者双手手指互相嵌夹相扣，以手掌压于患者头枕部，同时向健侧或患侧屈曲颈椎，也可以前屈后伸
- ③阳性表现：若出现颈部或者上肢放射痛为阳性

（2）臂丛牵拉试验
- ①临床应用：用于诊断神经根型颈椎病
- ②试验方法：患者坐位，头微屈，检查者立于患者被检查侧，一手推头部向对侧，另一手握该侧腕部做相对牵引，此时臂丛神经受牵拉
- ③阳性表现：若患肢出现放射痛、麻木，则为阳性

（3）直腿抬高试验
- ①临床应用：用于诊断坐骨神经痛和腰椎间盘突出症
- ②试验方法：患者双下肢伸直仰卧，检查者一手扶住患者膝部使其膝关节伸直，另一手握住踝部并徐徐将之抬高，直至患者产生下肢放射痛为止
- ③阳性表现：抬高小于70°即有放射痛，记录下此时下肢与床面的角度，即为直腿抬高角度

直腿抬高加强试验：检查者将患者下肢抬高到最大限度后，放下约10°左右，在患者不注意时，突然将足背屈，若能引起下肢放射痛即为阳性。

（4）骨盆挤压试验
- ①临床应用：用于诊断骨盆骨折和骶髂关节病变
- ②试验方法：患者仰卧位，检查者两手分别放于髂骨翼两侧，两手同时向中线挤压
- ③阳性表现：如有骨折则会发生疼痛，称骨盆挤压试验阳性

（5）骨盆分离试验
- ①临床应用：用于检查骨盆骨折及骶髂关节病变
- ②试验方法：患者仰卧位，检查者两手分别置于两侧髂前上棘部，两手同时向外推按髂骨翼，使之向两侧分开
- ③阳性表现：局部发生疼痛反应则为阳性

（6）"4"字试验
- ①临床应用：用于检查骶髂关节病变
- ②试验方法：患者仰卧，一侧下肢伸直，另侧下肢以"4"字形状放在伸直下肢近膝关节处，并一手按住膝关节，另一手按压对侧髂嵴上，两手同时下压
- ③阳性表现：下压时，骶髂关节出现痛者为阳性

（7）搭肩试验
①临床应用：用于检查肩关节脱位
②试验方法：患者坐位或站立位，肘关节取屈曲位，将手搭于对侧肩部，且将肘部贴近胸壁
③阳性表现：如果能搭于对侧肩部，但肘部不能贴近胸壁，或肘部能贴近胸壁，但手不能搭于对侧肩部，均为阳性

（8）疼痛弧试验
①临床应用：用于检查肩峰下的肩袖病变
②试验方法：患肩外展至60°～120°度范围
③阳性表现：肩部出现疼痛为阳性。当上举超过120°时，疼痛又减轻，且可自动继续上举。因而对60°～120°度这个范围称为"疼痛弧"

（9）抽屉试验
①临床应用：用于检查前、后交叉韧带断裂或松弛
②试验方法：患者仰卧，屈膝90°，足平放床上，检查者以一肘压住患者足背作固定，两手环握小腿上段做向前拉及后推的动作
③阳性表现：患膝向前或后移动度＞1cm则为阳性

（10）浮髌试验
①临床应用：用于检查膝关节积液情况
②试验方法：患腿膝关节伸直，放松股四头肌，检查者一手挤压髌上囊，使关节液积聚于髌骨后方，另一手食指轻压髌骨
③阳性表现：如有浮动感觉，即能感到髌骨碰撞股骨髁的碰击声；松压则髌骨又浮起，则为阳性

思考题

1. 骨折及脱位的特殊体征有哪些？如何鉴别骨折与脱位？
2. 肌力如何分级？
3. 什么是直腿抬高试验？阳性提示什么？
4. 哪些检查阳性提示骶髂关节有病变？

第四章　治疗方法

第一节　药　物

【考点重点点拨】

1. 掌握：伤科的内治法三期辨证及三期用药的代表方剂。
2. 熟悉：各种治法的治则及代表方剂。

一、内治法

1. 内治法剂型

汤剂、丸剂、散剂、药酒四种，近代改良片剂、颗粒剂等。

2. 骨病内治法
　①清热解毒法：用于热毒蕴结于筋骨或内攻营血诸证，仙方活命饮等
　②温阳驱寒法：阳和汤加减
　③祛痰散结法：温胆汤
　④祛邪通络法：蠲痹汤

3. 损伤部位辨证治法

4. 损伤三期辨证

分期	方　法	例　方
初期	下法、消法、清法、开法	①攻下逐瘀法：大成汤 ②行气消瘀法：桃红四物汤 ③清热凉血法：五味消毒饮、小蓟饮子 ④开窍活血法：闭证开窍活血；脱证固脱
中期	和法、续法	①和营止痛法：和营止痛汤 ②接骨续筋法：续骨活血汤

续表

分　期	方　　法	例　　方
后期	补法、舒法	①补气养血法：八珍汤、参附汤；当归补血汤 ②补益肝肾法：壮筋养血汤、生血补髓汤 ③补养脾胃法：补中益气汤 ④舒筋活络法：独活寄生汤、三痹汤

二、外治法

（1）敷贴法 { ①药膏：三色敷药等
②膏药：狗皮膏等
③药散：丁桂散等

（2）搽擦药：酒剂—活血酒、正骨水。

（3）熏洗湿敷药 { ①热敷熏洗：海桐皮汤等
②湿敷洗涤：野菊花煎水等

（4）热熨药：坎离砂如各种热敷袋。

思考题

试述损伤三期的症候特点，辨证治疗的主要治则及治法。

第二节　手　　法

【考点重点点拨】

1. 掌握：骨伤科正骨手法及注意事项。

2. 熟悉：正骨手法对于不同类型的骨折的选用。

一、正骨手法注意事项

（1）明确诊断。

（2）密切注意全身情况变化。

（3）掌握复位标准：解剖对位、功能对位。

（4）抓住整复时机。

（5）选择适当麻醉。

（6）做好整复前的准备 $\begin{cases} 人员准备 \\ 器材准备 \end{cases}$

二、正骨手法操作要领

《医宗金鉴·正骨心法要旨》把"摸、接、端、提、按、摩、推、拿"归纳为正骨八法，临床中将其总结发展为如下手法：拔伸、旋转、屈伸、提按、端挤、摇摆、触碰、分骨、折顶、回旋、蹬顶、杠杆。

思考题

简述骨折正骨手法的注意事项。

第三节 固 定

【考点重点点拨】

1. 掌握：夹板、石膏、牵引及内固定的适应证。
2. 熟悉：骨牵引术中操作要点及注意事项。

一、概述

固定 $\begin{cases} 外固定：夹板石膏牵引外固定架等 \\ 内固定：接骨板、螺丝钉、髓内针、三翼钉、钢丝等 \end{cases}$

二、外固定

（一）夹板固定

（1）固定机制 $\begin{cases} ①扎带、夹板、压垫的外部设备作用力 \\ ②肌肉收缩的内在动力 \\ ③伤肢置于移位倾向相反的位置 \end{cases}$

（2）适应证 {
① 四肢闭合性骨折
② 四肢开放性骨折，创面小
③ 陈旧性四肢骨折运用手法整复者
}

（3）禁忌证 {
① 较严重的开放性骨折
② 难以整复的关节内骨折
③ 难以固定的骨折
④ 肿胀严重伴有水疱者
⑤ 伤肢远端脉搏微弱，末梢血循环较差
}

（4）夹板材与制作要求

固定垫：使用方法 {
① 一垫固定法：压迫骨折部位
② 二垫固定法：有侧方移位的骨折
③ 三垫固定法：有成角畸形的骨折
}

（5）固定后注意事项 {
① 抬高患肢、以利肿胀消退
② 密切观察伤肢的血运情况：固定后 3～4 天注意观察肢端皮肤颜色、温度、感觉及肿胀程度
③ 注意询问骨骼突出处有无灼痛感
④ 调节扎带的松紧度：保持 1cm 的正常移动度
⑤ 定期进行 X 线检查
⑥ 指导患者进行合理的功能锻炼
}

（二）石膏固定

（1）用法：湿水——挤兑——平铺。

（2）衬垫：棉纸或棉花、纱布。

（3）操作步骤 {
① 选择最适体位：功能位
② 保护骨隆突部位
③ 制作石膏条或泡石膏绷带
④ 安放托条或环绕包扎石膏绷带
⑤ 平整外观
}

①石膏定型后应烘干

②在石膏未干前搬动注意勿使折断或变形

③抬高患肢

④石膏被血或脓液浸透应及时更换

（4）注意事项 ⑤注意冷暖

⑥保持石膏清洁

⑦松动立即更换

⑧指导患者作石膏内的肌肉收缩活动

⑨注意畸形矫正

（三）牵引疗法

1. 皮肤牵引

应用广泛，作用力小。

2. 骨牵引

（1）颅骨牵引

（2）尺骨鹰
嘴牵引

①适应证：肱骨髁上骨折和髁间骨折；粉碎性肱骨
下端骨折；肱骨干大斜形骨折

②进针点：尺骨鹰嘴下2cm，尺骨嵴旁一横指处

③进针方向：自内向外

④避开主要解剖结构：尺神经

（3）股骨下
端牵引

①适应证：股骨干骨折、转子间骨折、髋关节脱位、
骶髂关节脱位、骨盆骨折向上移位

②进针点：内收肌结节上2cm

③进针方向：自内向外

④避开主要解剖结构：股动、静脉

（4）胫骨结节牵引

①适应证：股骨干骨折、伸直型股骨髁上骨折

②进针点：胫骨结节后1.25cm

③进针方向：自外向内

④避开主要解剖结构：腓总神经

（5）跟骨牵引 ①适应证：胫腓骨不稳定性骨折、踝部粉碎性骨折、跟骨骨折向上移位、膝关节屈曲挛缩

②进针点：内踝顶点下3cm处，向后画3cm的交点

③进针方向：自外向内

④避开主要解剖结构：无

（6）肋骨牵引

（四）布托牵引

（1）颌枕带牵引

（2）骨盆悬吊牵引

（3）骨盆牵引带牵引

（五）外固定器固定

种类较多，广泛用于复杂性创伤和骨病矫形。

三、切开复位内固定的适应证

（1）适应证

①手法复位与外固定未能达到功能复位的标准

②骨折端有神经、血管等软组织嵌入，手法复位失败者

③某些血液供应较差的骨折

④有移位的关节内骨折

⑤撕脱性骨折

⑥血管、神经复合损伤

⑦开放骨折

⑧多发骨折和多段骨折

⑨畸形愈合和骨不连造成功能障碍者

⑩骨折伴有关节脱位

⑪肌腱和韧带完全断裂者

（2）内固定的缺点

①影响血供延缓愈合

②损伤组织引起粘连

③易发感染

④技术要求和手术器械要求较严，价格不菲

⑤骨折愈合后多数内固定材料须手术取出，二次创伤

思考题

1. 夹板固定的适应证有哪些?
2. 骨牵引固定的禁忌证是什么?
3. 以胫骨结节牵引为例,试述穿针的操作过程。

第四节 练 功

【考点重点点拨】

1. 掌握:练功疗法的注意事项。
2. 熟悉:练功对于骨伤科的作用。

一、概念

练功又称功能锻炼,古称导引,它是通过自身运动防治疾病、增进健康、促进肢体功能恢复的一种疗法。

二、练功的作用

(1) 活血化瘀,消肿定痛。
(2) 濡养患肢关节筋络。
(3) 促进骨折迅速愈合。
(4) 防治筋肉萎缩。
(5) 避免关节粘连和骨质疏松。
(6) 扶正祛邪。

三、练功的注意事项

(1) 内容和运动强度。

（2）动作要领 { ①上肢：练功的主要目的是恢复手的功能

②下肢：练功的主要目的是恢复负重和行走功能，保持各关节的稳定性

（3）循序渐进。

（4）随访。

（5）其他注意事项。

思考题

简述腰部练功的基本动作。

第五章　创伤急救

第一节　急救技术

【考点重点点拨】

1. 掌握：急救的原则。

2. 熟悉：现场急救五项技术的方法和注意事项。

急救原则 { 先抢后救，先重后轻
先急后缓，先近后远
连续监护，救治同步

创伤救护步骤 { ①止血、包扎—妥善固定、正确搬运—及时转送
②维护伤员的呼吸道通畅
③及时救治心跳、呼吸骤停及创伤昏迷
④积极防治休克等各种并发症

一、现场急救五项技术

（一）保持呼吸道通畅

（1）解除妨碍呼吸的约束，清除异物，保持呼吸道通畅。

（2）对呼吸阻塞及有窒息危险的伤员，插入口咽通气管或鼻咽通气管，或急行环甲膜切开。

（3）对呼吸骤停者，可直接行口对口或经口咽通气管或鼻咽通气管行口对口人工呼吸。

（4）下颌骨折昏迷伤员，将舌牵出，置于侧卧位。

（二）止血

1. 一般止血法：绷带包扎。

2. 指压止血法：把血管压在邻近的骨骼上。

压迫位置
①头面部出血指压止血法：颞浅动脉指压止血法面动脉指压止血法颈总动脉指压止血法
②肩部出血指压止血法：锁骨下窝向后向下触到锁骨下动脉搏动
③上肢出血指压止血法：肱二头肌内侧压迫肱动脉
④下肢出血指压止血法：在腹股沟中点偏下可压迫股动脉

3. 加压包扎止血法

用消毒或干净纱布压垫覆盖伤口，再用绷带或三角巾进行加压包扎。

4. 填塞止血法

伤口内填塞纱块或纱布，外用绷带或三角巾加压包扎。

5. 止血带止血法

（1）选择弹性好的橡皮管（条）或气压止血带。

（2）确定缚止血带部位。

（3）在扎止血带部位先用 1～2 层软敷料或毛巾、衣服等垫好。

（4）尽量使静脉血回流。

（5）肢体外侧打结固定（每隔 1 小时放松一次）。

6. 屈肢加垫止血法

在腋窝或肘窝、腹股沟和腘窝处加纱布垫或棉垫，上臂内收靠近胸壁或屈肘、屈髋、屈膝，用绷带或三角巾固定其于内收或屈曲位，即可止血。

（三）**包扎**

包扎可压迫止血，保护创面，减少污染，固定骨折断端的夹板和创面的敷料，减轻疼痛，有利于搬运和转送。包扎分类如下

（1）绷带包扎法
①环形包扎法
②螺旋形包扎法
③螺旋反折包扎法
④"8"字环形包扎法

（2）三角巾包扎法

（3）多头带包扎法

（4）急救包包扎法

（5）其他包扎法（体腔脏器膨出包扎法等）

（四）固定

1. 临时固定的范围应包括位于骨折处上下两个关节、脱位的关节和严重损伤的肢体。

2. 开放性骨折按救护顺序先止血、包扎，后固定骨折端。

3. 固定使用的器材常为木夹板、绷带、三角巾、棉垫等。

4. 固定四肢时要露出指、趾端以便观察血液循环。

（五）搬运与转送

1. 搬运方式

（1）上肢损伤者应鼓励自己行走。

（2）下肢损伤者固定后再搬运。

（3）一般轻伤员可以搀扶、抱扶和背负。

（4）昏迷或气胸伤员必须采用平卧式搬运。

（5）对疑有脊柱骨折的病人，搬动时尽可能不变刻原来的位置和减少不必要的活动。

2. 正确的搬运应由 3 人采用平卧式搬运法，如人员不够时，可采用滚动搬运法。如采用软担架则宜取俯卧位，以保持脊柱平直，禁止弯腰。

3. 运送时多采用帆布担架或简易担架，运送时要力求平稳、舒适、迅速，不倾斜，少震动，上下担架动作要轻柔。

二、创伤的处理

（一）伤口

（1）按伤口部位、大小、深浅、是否与骨端或内脏相通。伤口：创面、创缘、创腔、创底（观察：浅→深，处理：深→浅）。

（2）根据伤口情况判断损伤性质
钝器伤：创缘不整齐一
利器伤：边缘整齐一
锐器刺伤：创口小而深
火器伤：创口周围有褐色的灼伤迹象

（二）清创术

清创术是清除伤口内的异物、坏死组织和细菌，使污染伤口转变成为干净伤口缝合后使之能一期愈合。

（1）准备：麻醉下进行伤口的清洗和消毒

（2）清创
{
①充分显露创腔
②彻底止血
③彻底切除坏死组织
④充分冲洗和引流
}

（3）修复伤口：尽量保护和修复重要的神经、血管等组织器官，恢复其正常的解剖关系

（三）术后处理

1. 适当固定。

2. 适当抬高患肢和更换敷料。

3. 密切观察患肢远端血循环和神经功能。

4. 正确使用抗生素。

5. 术后感染的处理。

思考题

1. 试述清创术前的皮肤处理方法。

2. 试述清创术清创过程中的方法及注意事项。

3. 试述现场急救的技术及注意事项。

第二节　周围血管损伤

【考点重点点拨】

1. **掌握**：周围血管损伤的紧急处理原则。

2. **熟悉**：周围血管损伤的术后处理、血管损伤的类型。

一、概述

（一）病因

(1) 直接暴力 $\begin{cases} ①锐性损伤：开放性，多不合并邻近组织器官破坏 \\ ②钝性损伤：闭合性，常伴有邻近组织器官破坏 \end{cases}$

(2) 间接暴力：注意胸部降主动脉和腹部肠系膜动脉的疾驰减速伤—易致休克和死亡

（二）周围血管损伤分类

(1) 血管断裂 $\begin{cases} 完全断裂 \\ 部分断裂 \end{cases}$

(2) 血管痉挛：痉挛可在 1~2 小时后缓解

(3) 血管内膜损伤

(4) 血管受压

(5) 创伤性动脉瘤和动静脉瘘

二、诊查要点

1. 临床表现

(1) 有明显的外伤史

(2) 出血、血肿、低血压和休克 $\begin{cases} ①患肢远端动脉搏动减弱或消失 \\ ②远端皮肤因缺血或血供不足表现为苍白，皮温下降 \\ ③毛细血管充盈时间延长 \\ ④远端肢体疼痛 \\ ⑤感觉障碍 \\ ⑥运动障碍 \\ ⑦远端无活跃性充血 \end{cases}$

(3) 肢体远端血供障碍

2. 检查

(1) X 线检查

（2）动脉造影术

（3）其他（多普勒血流检测仪、彩色多普勒血流图像）

三、治疗

急救止血	四肢血管损伤大多可用加压包扎法止血，如有明显的动脉出血，可用血管钳夹住出血的动脉
休克和多发性损伤的处理	止血和输血输液，纠正脱水和电解质的紊乱
血管痉挛的处理	用温热盐水湿纱布覆盖创面，及时解除骨折断端与异物的压迫，试用普鲁卡因阻滞交感神经，及早探查动脉
清创与探查术	应在 6～8 小时内尽快清创
手术治疗	血管损伤一般都需要在 4～6 小时内手术治疗，否则易发生血栓蔓延、缺血区域扩大和远端肢体严重缺血或坏死。手术方法有血管结扎术、端端吻合术、端侧吻合术、侧面修补术和移植修补术等
血管损伤的术后处理	①密切观察患者全身情况；②固定；③体位：伤肢与心脏处于同一水平面；④密切注意伤肢血循环；⑤预防感染；⑥注意继发性大出血；⑦抗凝药物的使用：静脉输入低分子右旋糖酐 500ml，连续 3～5 天，降低血液的黏稠度；⑧中医治疗：根据临床表现进行辨证处理。

思考题

1. 血管损伤后如何判断肢体血循环？
2. 简述血管损伤清创探查术的指征。

第三节　周围神经损伤

【考点重点点拨】

1. 掌握：周围神经损伤的定义及周围神经损伤的诊查要点。
2. 熟悉：周围神经损伤的病因及分类。

一、概述

（一）周围神经损伤的病理过程

（1）周围神经断裂→远端的神经轴索和髓鞘坏死碎裂→（2~8周）被雪旺细胞消化及被吞噬细胞吞噬→退行性变（Waller 变性）→近端神经轴索开始以每日 1~2mm 的速度经雪旺管向远端长入→生的神经纤维数由少到多，由细到粗，有髓鞘的再生髓鞘，无髓鞘的不再生髓鞘。

（2）神经如未修复，近端再生的神经纤维在断裂处与雪旺细胞及结缔组织形成假性神经瘤。

（二）周围神经损伤原因

（1）开放性损伤 { ①锐器伤 ②撕裂伤 ③火器伤

（2）闭合性损伤 { ①牵拉伤 ②神经挫伤 ③挤压伤 ④神经断裂

（三）周围神经损伤分类

（1）神经断裂

（2）轴索断裂

（3）神经失用症

（4）神经刺激

二、诊查要点

1. 外伤史

2. 局部检查

3. 神经损伤的症状体征

（1）畸形 { ①尺神经损伤——爪形指 ②正中神经损伤——"猿手" ③腓总神经损伤——足下垂 ④桡神经损伤——腕下垂

（2）感觉障碍：痛、温觉和两点分辨力；神经自主支配区的感觉，突出部的震颤感。

（3）运动障碍：用6级法来检查肌力，可了解运动障碍的程度。

（4）腱反射的变化。

（5）植物神经功能障碍。

（6）神经本身的变化。

4. 电生理检查

（1）肌电图检查

（2）诱发电位检查

三、治疗

非手术治疗
- ①妥善保护患肢
- ②复位
- ③外固定
- ④手法治疗和功能锻炼
- ⑤药物治疗
- ⑥针灸治疗

手术疗法
- 一期修复：最好在6~8小时内进行，恢复效果好
  - 条件
    - ①无菌手术中损伤的神经
    - ②开放性指神经损伤
    - ③整齐的锐器伤
    - ④能够确定神经损伤范围，技术胜任
- 二期手术：时间最好在伤后1~3个月内进行，6个月内也能获得较好效果，之后则越来越差
- 手术方法：神经松解术、神经吻合术、神经转移与移植术、肌腱转移术、关节融合术

思考题

1. 试述周围神经损伤的症状与体征。

2. 简述周围神经损伤的分类。

第四节　创伤性休克

【考点重点点拨】

1. 掌握：创伤性休克的诊断要点及治疗要点。

2. 熟悉：创伤性休克的定义及病因病机。

一、概述

（一）原因

（1）失血。

（2）神经内分泌功能紊乱。

（3）组织破坏。

（4）细菌毒素作用。

（二）休克分类

（1）休克代偿期。

（2）休克失代偿期（代偿衰竭期）。

（3）休克晚期（严重期）。

二、诊查要点

（一）诊断要点

病史		创伤性休克都有明显和较严重的外伤史
症状体征	意识与表情	兴奋、烦躁、焦虑或激动
	皮肤	苍白，出现斑状阴影，四肢湿冷，口唇发绀
	血压	在休克代偿期，血压波动不大，随着休克加重，势必出现血压降低
	呼吸	休克患者常有呼吸困难和发绀
	脉搏	虚细而数
	尿量	若每小时尿量小于25ml，常提示肾脏灌注量不足，有休克肾脏血液灌注量不足，有休克存在

续表

病史	创伤性休克都有明显和较严重的外伤史	
实验室检查	血红蛋白及红细胞压积测定	两项指标升高
	尿常规、比重和酸碱度测定	可反映肾脏功能情况
	电解质测定	可发现钾钠及其他电解质丢失情
	血小板计数、凝血酶原时间和纤维蛋白原含量测定	如三项全部异常则说明休克可能已进入 DIC 阶段
	血儿茶酚胺和乳酸浓度测定	休克时其浓度均可升高
	血气分析	动脉血氧分压降低至 30mmHg 时，组织进入无氧状态
心电图	常表现为 QRS 波异常，ST 段降低和 T 波倒置	

（三）辨证分型

气脱	神色颓变，面色苍白，口唇发绀，汗出肢冷，胸闷气憋，呼吸微弱，舌质淡，脉虚细或结代无力
血脱	头晕眼花，面色苍白，四肢厥冷，心悸，唇干，舌质淡白，脉细数无力或芤脉
亡阴	烦躁，口渴唇燥，汗少而黏，呼吸气粗，舌质红干，脉虚细数无力
亡阳	四肢厥冷，汗出如珠，呼吸微弱，舌质淡润，脉细欲绝

三、治疗

1. 积极抢救生命：止血、包扎、妥善地固定，采用正确的搬运方法及时地转送。维护伤员的呼吸道通畅，积极补充与恢复血容量。

2. 消除病因。

3. 处理创伤。

4. 补充与恢复血容量（全血、血浆、右旋糖酐、葡萄糖和晶体液）。

5. 血管活性药物的应用（血管扩张剂、血管收缩剂）：目前临床上倾向于以多巴胺为主，联合其他药物进行治疗。

6. 纠正电解质和酸碱度的紊乱（首选碳酸氢钠）。

7. 防治并发症（心、肺、肾、DIC 及感染）。

8. 中医疗法。

9. 其他治疗。

思考题

1. 试述创伤性休克的症状与体征。

2. 简述血管活性药物在创伤性休克应用时的作用，如何使用及分类。

第五节 筋膜间隔区综合征

【考点重点点拨】

1. 掌握：筋膜间隔区综合征的诊断要点。

2. 熟悉：筋膜间隔区综合征的治疗方法。

一、概述

$$
筋膜间隔区 \begin{cases} 肌间隔 \\ 深筋膜 \\ 骨膜 \end{cases}
$$

肢体外部受压→肢体内部组织肿胀、血管受损→筋膜间隔区内组织压升高→血管受压→血循环障碍→肌肉和神经组织血供不足。

二、诊查要点

病　史	伤者有肢体骨折脱位或较严重的软组织损伤史等
局部症状	疼痛
	皮温升高
	肿胀
	感觉异常
	肌力变化
	患肢远端脉搏和毛细血管充盈时间

续表

全身症状	发热，口渴、心烦，尿黄，脉搏增快，血压下降等
五 "P" 症	①（Painless）由疼痛变为无痛；②苍白（Pallor）或发绀；③（Paresthesia）感觉异常；④（Paralysis）肌肉瘫痪；⑤无脉（Pulselessness）
压力检查	如组织压超过 20～30mmHg 者，即须严密观察其变。当舒张压与组织压的压差为 10～20mmHg 时，必须紧急彻底切开深筋膜，以充分减压。
影像学检查	超声多普勒有重要参考价值
实验室检查	白细胞总数和分类均升高、血沉加快、电解质紊乱等

三、治疗

（一）改善血循环

（二）切开减压

（三）防治感染及其他并发症

（四）中医治疗

1. 中医辨证分型论治

证　型	临床表现	治　法	方　药
瘀滞经络	患肢肿胀灼痛，压痛明显，屈伸无力，皮肤麻木，舌质青紫，脉紧涩	活血化瘀，疏经通络	圣愈汤
肝肾亏虚	骨质疏松，关节僵硬，舌质淡，脉沉细	补肝益肾，滋阴清热	虎潜丸（现为壮骨丸）

2. 理筋手法

3. 练功疗法

思考题

1. 什么是筋膜间隔区综合征的五 "P" 症？

2. 筋膜间隔区综合征易发部位及其原因。

第六节　挤压综合征

【考点重点点拨】

1. 掌握：挤压综合征的诊断要点及治疗方法。

2. 熟悉：挤压综合征的的定义及病因病机。

一、概述

（1）病因：房屋倒塌、工程塌方、交通事故等意外伤害（多见）。

（2）病机 $\begin{cases} 肌肉缺血坏死 \\ 肾功能障碍 \end{cases}$

二、诊查要点

外伤史		重大外伤或部分肢体持久受压
症状体征	局部表现	伤处疼痛与肿胀，皮下瘀血，皮肤有压痕，皮肤张力增加，压处及周围皮肤有水疱
	全身表现	伤者出现头晕目眩严重者，心悸、气急甚至发生面色苍白，四肢厥冷，最严重者形成休克
实验室检查		①肌红蛋白血症与肌红蛋白尿 ②高血钾症 ③酸中毒及氮质血症

三、治疗

（一）现场急救处理

（1）尽早地解除重物对伤员的压迫。

（2）伤肢制动。

（3）伤肢用凉水降温或裸露在凉爽的空气中。

（4）不要抬高伤肢。

（5）伤肢有开放性伤口和活动性出血者应包扎止血，避免使用加压包扎法和止血带。

（6）凡受压伤员一律饮用碱性饮料。

（二）伤肢处理

（1）早期切开减压 $\begin{cases} ①有明显挤压伤史 \\ ②伤肢明显肿胀，局部张力高，质硬，有运动 \\ \quad 和感觉障碍者 \\ ③尿肌红蛋白试验阳性或肉眼见有茶褐色尿 \end{cases}$

（2）截肢 ①伤肢肌肉已坏死，并见尿肌红蛋白试验阳性或早期肾衰的迹象

②全身中毒症严重，经切开减张等处理，不见症状缓解，已危及伤员生命

③伤肢并发特异性感染，如气性坏疽等

（三）全身治疗

（1）中医治疗：根据其辨证，予以中药治疗。

证 型	临 床 表 现	治 法	方 药
瘀阻下焦	腹中满胀，尿少黄赤，大便不通，舌红有瘀斑，苔黄腻，脉弦紧数	化瘀通窍	桃红四物汤合皂角通关散加琥珀20g
水湿潴留	腹胀满，小便不通，大便秘结，口干渴，苔厚腻，脉弦数或弦滑	化瘀利水	大黄白茅根汤合五苓散加减
气阴两虚	无尿或少尿，气短乏力，面色苍白，舌质红，少苔，脉虚细数	益气养阴	六味地黄丸合补中益气汤
气血不足	饮食二便正常，面色苍白，全身乏力，舌质淡苔薄，脉细缓	益气养血	八珍汤

（2）急性肾功能衰竭的治疗：进行透析疗法。

（3）其他治疗：纠正电解质紊乱；增进营养；正确应用抗生素防治感染等。

思考题

1. 简述挤压综合征的发病病理变化。

2. 简述挤压综合征的诊断要点。

3. 简述挤压综合征的现场急救处理。

第六章 骨　折

第一节　骨折概论

【考点重点点拨】

1. 掌握：骨折的概念、病因、移位、分类、诊断要点、治疗。
2. 熟悉：骨折的并发症、愈合标准，骨折的愈合过程。

一、概念

骨的完整性或连续性遭到破坏者，称为骨折。

二、病因

$$外因\begin{cases}①直接暴力\\②间接暴力\\③筋肉牵拉\\④疲劳骨折\end{cases}$$

$$内因\begin{cases}①年龄和健康状况\\②骨的解剖位置和结构状况\\③骨骼的病变\end{cases}$$

三、骨折的移位

（1）成角移位

（2）侧方移位

（3）缩短移位

（4）分离移位

（5）旋转移位

四、骨折的分类

（1）骨折是否与外界沟通 $\begin{cases} ①闭合骨折 \\ ②开放骨折 \end{cases}$

（2）骨折的损伤程度 $\begin{cases} ①单纯骨折——无神经、血管、脏器、肌腱的损伤 \\ ②复杂骨折——有神经、血管、脏器、肌腱的损伤 \\ ③不完全骨折——骨的连续性部分中断，多无移位 \\ ④完全骨折——骨的连续性完全中断，多有移位 \end{cases}$

（3）骨折线的形态 $\begin{cases} ①横断骨折 \\ ②斜形骨折 \\ ③螺旋骨折 \\ ④粉碎骨折 \\ ⑤青枝骨折 \\ ⑥嵌插骨折 \\ ⑦裂缝骨折 \\ ⑧骨骺分离 \\ ⑨压缩骨折 \end{cases}$

（4）整复后的稳定程度 $\begin{cases} ①稳定骨折 \\ ②不稳定骨折 \end{cases}$

（5）骨折后的就诊时间 $\begin{cases} ①新鲜骨折——2～3周以内 \\ ②陈旧骨折——2～3周以后 \end{cases}$

（6）骨折前骨质是否正常 $\begin{cases} ①外伤性骨折 \\ ②病理性骨折 \end{cases}$

五、诊断要点

（1）受伤史 $\begin{cases} 致伤暴力及打击物情况 \\ 受伤部位及姿势 \end{cases}$

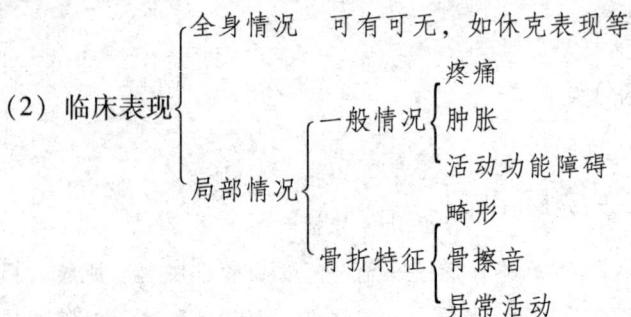

（2）临床表现
- 全身情况　可有可无，如休克表现等
- 局部情况
  - 一般情况
    - 疼痛
    - 肿胀
    - 活动功能障碍
  - 骨折特征
    - 畸形
    - 骨擦音
    - 异常活动

（3）X线检查

六、骨折的并发症

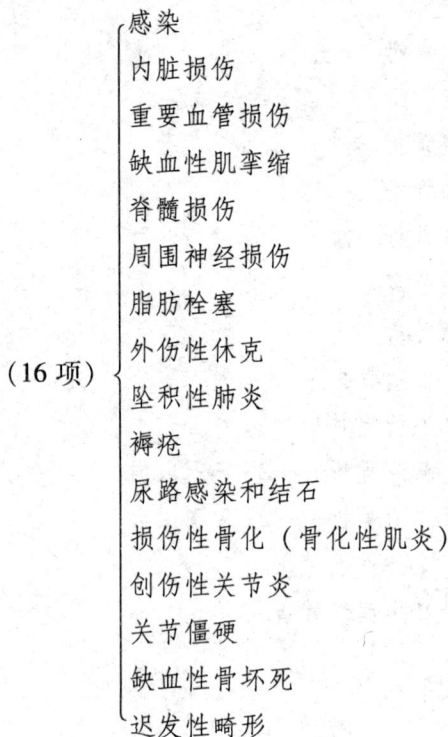

（16项）
- 感染
- 内脏损伤
- 重要血管损伤
- 缺血性肌挛缩
- 脊髓损伤
- 周围神经损伤
- 脂肪栓塞
- 外伤性休克
- 坠积性肺炎
- 褥疮
- 尿路感染和结石
- 损伤性骨化（骨化性肌炎）
- 创伤性关节炎
- 关节僵硬
- 缺血性骨坏死
- 迟发性畸形

七、骨折的愈合

（一）骨折的愈合过程

1. 血肿机化期

骨折后 6～8 小时起到骨折后 2～3 周左右，以纤维性骨痂的形成为标志。

2. 原始骨痂形成期

骨折后 24 小时起到骨折后 4～8 周左右，以原始骨痂的形成为标志。

3. 骨痂改造塑性期

自原始骨痂完成后直到形成永久性骨痂，具有正常的骨结构，骨髓腔再通，一般需时 8～12 周。

（二）骨折的愈合标准

（1）临床愈合标准
　①局部无压痛，无纵向叩击痛
　②局部无异常活动
　③X 线片显示骨折线模糊，连续性骨痂通过骨折线
　④功能测定：在解除外固定的情况下，上肢能平举 1kg 达 1 分钟，下肢能连续徒手步行 3 分钟，并不少于 30 步
　⑤连续观察 2 周骨折处不变形

（2）骨性愈合标准
　①具备临床愈合标准的条件
　②X 线照片显示骨小梁通过骨折线

（三）影响骨折愈合的因素

（1）全身因素
　①年龄
　②健康情况

（2）局部因素
　①断面接触
　②断端的血供
　③损伤的程度
　④感染的影响
　⑤固定与运动

八、骨折的治疗

治疗骨折原则
　①动静结合
　②筋骨并重
　③内外兼治
　④医患协作

（一）复位

1. 闭合复位

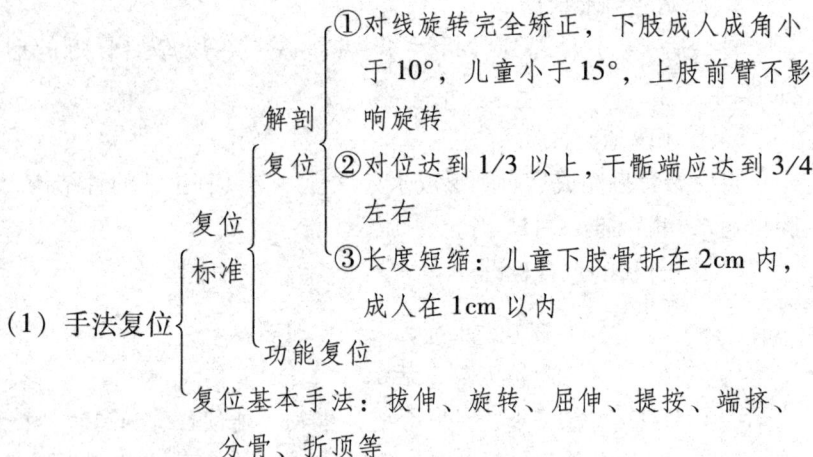

（1）手法复位

复位标准

复位——解剖复位

①对线旋转完全矫正，下肢成人成角小于10°，儿童小于15°，上肢前臂不影响旋转

②对位达到1/3以上，干骺端应达到3/4左右

③长度短缩：儿童下肢骨折在2cm内，成人在1cm以内

功能复位

复位基本手法：拔伸、旋转、屈伸、提按、端挤、分骨、折顶等

（2）持续牵引：皮肤牵引、骨牵引、布带牵引。

2. 切开复位

凡手法复位不满意，均可切开复位。

（二）固定

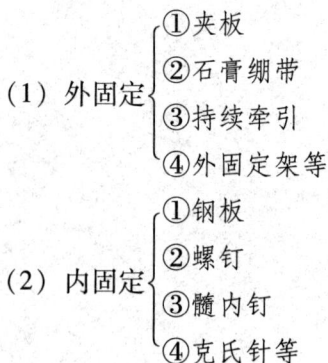

（1）外固定

①夹板
②石膏绷带
③持续牵引
④外固定架等

（2）内固定

①钢板
②螺钉
③髓内钉
④克氏针等

（三）练功

（1）早期：使患肢肌肉做舒缩活动，骨折部上下关节不活动或轻微活动。

（2）中期：继续使患肢肌肉做舒缩活动，并逐步活动骨折部上下关节。

（3）后期：加强患肢各关节的活动。

（四）药物

（1）初期：活血化瘀，消肿止痛——活血止痛汤，消瘀止痛膏等。

（2）中期：接骨续筋——外敷接骨散，接骨丹等。

（3）后期：舒筋活络——金不换膏，壮筋养血汤等。

（五）骨折畸形愈合、延迟愈合、不愈合的处理原则

（1）畸形愈合 $\begin{cases} ①及时矫正 \\ ②折骨整复 \\ ③手术矫正 \end{cases}$

（2）延迟愈合 $\begin{cases} ①抗感染 \\ ②植骨术 \end{cases}$

（3）不愈合——植骨术。

思考题

1. 骨折分为哪几类？

2. 骨折的治疗方法有哪些？

3. 简述骨折的分期用药。

4. 骨折的临床愈合标准是什么？

第二节　上肢骨折

锁 骨 骨 折

【考点重点点拨】

1. 掌握：锁骨骨折的概念、诊断要点、治疗。

2. 熟悉：锁骨的解剖特点、其骨折的并发损伤。

一、概述

（一）概念

（1）病因：锁骨遭受外力破坏，间接外力常见。

（2）易发部位：锁骨中 1/3 部。

（3）易发人群：儿童时期尤为多见。

（二）解剖特点

1. 锁骨位于胸廓的顶部前方皮下，弯曲呈"〜"形，内侧 2/3 前凸，外侧 1/3 后凸。

2. 内侧端与胸骨柄构成胸锁关节，外侧端与肩峰构成肩锁关节。

3. 锁骨外 1/3 截面呈扁平状，内 1/3 呈三角形，中 1/3 呈类椭圆形，是内、外两端的移行交接部位，骨直径最小，是锁骨的薄弱点，又没有韧带和肌肉的附着加固，因此中 1/3 易于骨折。

4. 锁骨与第一肋骨之间称为肋锁间隙，锁骨下动、静脉以及臂丛神经由此间隙通过。

（三）合并损伤

可能合并损伤臂丛神经、锁骨下动、静脉等。

二、诊断要点

（1）外伤史：肩部或上肢外伤史。

（2）临床表现 { ①患肩下垂并向前、内倾斜；患儿哭闹，不抬患侧上肢
②患肩肿胀，疼痛，功能障碍
③局部有异常隆起、压痛、异常活动和骨擦音

（3）X 线检查：可见骨折线及骨折断端移位情况。

三、治疗

（一）非手术治疗

（1）复位 { ①幼儿：多不予复位，有移位的锁骨骨折亦可适当复位
②移位锁骨骨折：手法复位矫正

（2）固定 { ①幼儿及无移位：用三角巾悬吊患肢
②有移位者：用"∞"字绷带固定

（3）功能锻炼 { ①初期：练习握拳、伸屈肘关节活动
②中后期：肩部活动

（4）药物治疗 {
①初期：活血化瘀、消肿止痛；内服活血止痛汤，
　外用接骨止痛膏

②中期：接骨续筋；内服新伤续断汤，外用接骨续
　筋药膏

③后期：养气血、补肝肾、强筋骨；内服六味地黄
　丸，外用坚骨壮筋膏
}

（二）手术治疗

（1）手术适应证 {
①合并严重神经、血管损伤

②开放锁骨骨折

③锁骨外 1/3 损伤合并肩锁关节损伤移位

④锁骨骨折合并肩胛颈骨折，形成浮动肩

⑤锁骨粉碎骨折闭合复位时，骨块间夹有软组织
　影响骨愈合
}

（2）手术方法：切开复位内固定术（采用克氏针、钢板螺丝钉固定，术后三角巾悬吊 4~6 周）。

思考题

1. 锁骨骨折的好发部位是哪里？

2. 锁骨骨折的非手术治疗方法有哪些？

3. 锁骨骨折固定后的功能锻炼有哪些？

4. 锁骨骨折的手术适应证有哪些？

肱骨外科颈骨折

【考点重点点拨】

1. 掌握：肱骨外科颈骨折的概念、诊断要点、治疗。

2. 熟悉：肱骨外科颈的解剖特点、其骨折的并发损伤。

一、概述

（一）概念

（1）病因：多因跌倒时手掌或肘部先着地，传达暴力所致。

（2）易发人群：老年人多见。

（3）分型 $\begin{cases} 外展型——受外展传达暴力所致 \\ 内收型——受内收传达暴力所致 \\ 肱骨外科颈骨折合并肩关节脱位——受外展外旋传达 \\ \quad 暴力所致 \end{cases}$

（二）解剖特点

（1）肱骨外科颈位于解剖颈下 2~3cm，为大、小结节下缘与肱骨干交界处，又为骨松质与骨密质交界处，故常易发生骨折。

（2）肱骨外科颈内侧有腋神经进入三角肌内，腋窝内有臂丛神经和腋动、静脉通过。

（三）合并损伤

可能合并腋神经、臂丛神经和腋动、静脉损伤等。

二、诊断要点

（1）外伤史：上肢外伤史。

（2）临床表现 $\begin{cases} ①患肩肿胀，疼痛，功能障碍 \\ ②患肢较健侧略短、瘀斑、压痛、纵轴叩击痛、 \\ \quad 异常活动和骨擦音 \end{cases}$

（3）X线检查：可见骨折线及骨折断端移位情况。

三、治疗

（一）非手术治疗

（1）复位 $\begin{cases} ①无移位的裂缝骨折或嵌插骨折：三角巾悬吊患肢 1~2 \\ \quad 周即可 \\ ②有移位的骨折：手法整复配合超肩小夹板固定法 \end{cases}$

(2) 固定：小夹板超
肩关节固定
　　①内收型骨折：大头垫应放在肱骨内上髁
　　　的上部
　　②外展型骨折：大头垫应放在腋窝部

(3) 功能锻炼
　　①初期：可作握拳、腕肘关节屈伸等活动
　　②3 周后：练习肩关节各方向活动以促进其功能的
　　　恢复

(4) 药物治疗
　　①初期：宜活血祛瘀、消肿止痛——七厘散、消
　　　瘀止痛药膏
　　②中后期：宜养气血、补肾壮骨、——生血补髓
　　　汤、接骨膏

（二）手术治疗

(1) 手术适应证
　　①合并严重神经、血管损伤
　　②开放肱骨外科颈骨折
　　③闭合复位失败或治疗较晚不能手法复位者

(2) 手术方法
　　①切开复位内固
　　　定术钢针固定
　　　　　"T" 型钢板固定
　　　　　缝合固定
　　　　　改良 Ender 针加张力带固定
　　②人工肩关节置换术

思考题

1. 肱骨外科颈骨折的分型有哪些？
2. 肱骨外科颈骨折有哪些临床表现？
3. 肱骨外科颈骨折如何固定？
4. 肱骨外科颈骨折的手术适应证有哪些？

肱骨干骨折

【考点重点点拨】

1. 掌握：肱骨干骨折的概念、诊断要点、治疗。
2. 熟悉：肱骨干的解剖特点、其骨折的并发损伤。

41

一、概述

（一）概念

（1）肱骨干骨折是指肱骨外科颈下2cm至肱骨髁上2cm之间的骨折。

（2）病因：肱骨干上2/3多因直接暴力引起，肱骨干下1/3多因间接暴力引起。

（二）解剖特点

（1）肱骨干是指肱骨外科颈以下至肱骨内外上髁以上部位的一段长管状骨，由上到下逐渐变扁、变宽、变薄，分三缘两面。

（2）肱骨干中下1/3交界处的后外侧有一桡神经沟，其中有桡神经紧贴骨干通过。

（三）合并损伤

肱骨干中下1/3交界处骨折易合并桡神经损伤。

二、诊断要点

（1）外伤史：上肢外伤史。

（2）临床表现 { ①患臂肿胀，疼痛，功能障碍
②患臂短缩、成角或旋转畸形，局部异常活动及骨擦音

（3）X线检查：上臂正侧位X线片，摄片范围应把靠近骨折处的一端关节包括在内。可见骨折线及骨折断端移位情况。

三、治疗

（一）非手术治疗

（1）复位 { ①没有移位的骨折：用四块小夹板固定4周。
②有移位的骨折：手法整复配合超肩小夹板固定。

（2）固定 { ①前后内外四块夹板固定 { 上1/3骨折要超肩关节
下1/3骨折要超肘关节
中1/3骨折则不超上、下关节
②固定后：肘关节屈曲90°，前臂置于中立位悬吊
③时间：成人6～8周，儿童3～5周

（3）功能锻炼
① 初期：可作指、掌、腕关节活动，上肢肌肉的舒缩活动
② 中期：可行肩、肘关节活动
③ 后期：加强肩、肘关节活动

（4）药物治疗
① 初期：活血化瘀——复元活血汤
② 中期：接骨续损——续骨活血汤
③ 后期：补气血——十全大补汤
④ 骨折迟缓愈合者：应重用接骨续损药——接骨紫金丹
⑤ 闭合性骨折合并桡神经损伤：加行气活血、通经活络——黄芪、地龙

（二）手术治疗

（1）手术适应证
① 合并严重神经、血管损伤
② 开放性肱骨干骨折
③ 闭合复位失败或治疗较晚不能手法复位者
④ 继发于恶性肿瘤的病理性骨折

（2）手术方法：切开复位内固定术（采用 AO 钢板、髓内钉、Ender 钉等做内固定）

思考题

1. 肱骨干骨折按骨折部位分为哪几种？
2. 肱骨干骨折有哪些临床表现？
3. 肱骨干骨折有哪些治疗方法？
4. 肱骨干骨折的手术适应证有哪些？

肱骨髁上骨折

【考点重点点拨】

1. 掌握：肱骨髁上骨折的概念、诊断要点、治疗。

2. 熟悉：肱骨下端的解剖特点、髁上骨折的并发损伤。

一、概述

（一）概念

（1）病因：多因跌倒所致。

（2）易发人群：儿童多见。

（3）分型 $\begin{cases} \text{伸直型——伸肘位跌扑，手掌先触地} \\ \text{屈曲型——屈肘位跌扑，肘后侧先触地} \end{cases}$

（二）解剖特点

（1）肱骨下端扁薄，髁上部处于骨松质与骨密质交界处前有冠状窝，后有鹰嘴窝。

（2）前倾角 30°～50°，外翻携带角 10°～15°。

（3）肱动脉和正中神经从肱二头肌腱膜下通过，桡神经通过肘窝前外方分成浅、深两支进入前臂。

（三）合并损伤

易合并肱动脉、肱静脉及正中神经等血管神经损伤。

二、诊断要点

（1）外伤史：上肢外伤史。

（2）临床表现 $\begin{cases} \text{①患臂肿胀，疼痛，功能障碍} \\ \text{②肱骨髁上处有压痛，骨擦音，张力性水疱，伸直} \\ \text{型骨折可见靴状畸形} \end{cases}$

（3）X 线检查：肘关节正侧位 X 线片可见骨折线及骨折断端移位情况。

三、治疗

（一）非手术治疗

（1）复位 {
①没有移位的青枝骨折、裂隙骨折：固定肘关节屈曲 90°位，颈腕带悬吊 2～3 周即可
②有移位的骨折：手法整复小夹板固定
}

（2）固定 {
①伸直型——用小夹板固定肘关节于屈曲 90°～110°位置 3 周
②屈曲型——用小夹板固定肘关节于屈曲 40°～60°，位置 2 周，继则逐渐屈曲至 90°，位置 1～2 周，小夹板的长度应超肘关节固定
}

（3）功能锻炼 {
①初期：即在肩、肘关节不活动情况下作上肢肌肉的舒缩活动，及耸肩和手腕的活动
②中期：加大上述活动，可适当做肩关节活动，作肘关节的小幅度屈伸活动，禁止肘关节旋转
③后期：可作肘关节的各项活动
}

（4）药物治疗 {
①初期：活血祛瘀、消肿止痛——复元活血汤
②肿胀严重、血运障碍者：加用三七、丹参，并重用祛瘀、利水、消肿药物
③合并神经损伤者：应加用行气活血、通经活络之品
}

（二）手术治疗

（1）手术适应证 {
①合并严重神经、血管损伤
②开放肱骨髁上骨折
③闭合复位失败或治疗较晚不能手法复位者
}

（2）手术方法：经皮穿针固定、切开复位内固定术（采用 AO 钢板、重建钢板、双螺丝钉等作内固定）。

思考题

1. 肱骨髁上骨折分为哪几型？

2. 肱骨髁上骨折有哪些临床表现？

3. 肱骨髁上骨折固定方法。

4. 肱骨下端解剖的几个角度。

肱骨外髁骨折

【考点重点点拨】

1. **掌握**：肱骨外髁骨折的概念、诊断要点、治疗。

2. **熟悉**：肱骨外髁的解剖特点、其骨折的并发损伤。

一、概述

（一）概念

（1）病因：多因跌倒时手部先着地，传达暴力所致。

（2）易发人群：儿童多见。

（3）分型 $\begin{cases} 无移位骨折 \\ 轻度移位骨折 \\ 翻转移位骨折 \end{cases}$

（二）解剖特点

前臂伸肌群的附着处，包括关节面和非关节面两部分。

（三）合并损伤

晚期可能合并骨不连、进行性肘外翻和牵拉性尺神经麻痹等。

二、诊断要点

（1）外伤史：上肢外伤史。

（2）临床表现 $\begin{cases} ①患肩肿胀，疼痛，肘关节呈半屈伸位 \\ ②局部压痛，移位骨片、骨折间隙或骨擦感 \end{cases}$

（3）X线检查：肘关节X线正侧位片可见骨折线及骨折断端移位情况。

三、治疗

（一）非手术治疗

（1）复位 { ①无明显移位的肱骨外髁骨折：屈肘 90°、前臂悬吊胸前即可

②有移位的骨折：要求解剖复位，争取在软组织肿胀之前予以手法复位

（2）固定：肘伸直，前臂旋后位，外髁、尺侧肘关节上、下各放一固定垫，四块夹板伸直稍外翻位固定 2 周，之后改屈肘 90°位固定 1 周。

（3）功能锻炼 { ①1 周内：只作手指轻微活动

②1 周后：逐渐加大指、掌、腕关节的活动范围

③解除固定后：进行肘关节屈伸，前臂旋转和腕、手的功能活动

（4）药物治疗 { ①初期：活血祛瘀、消肿止痛——复元活血汤

②肿胀严重、血运障碍者：加用三七、丹参，并重用祛瘀、利水、消肿药物

③合并神经损伤者：应加用行气活血、通经活络之品

（二）手术治疗

（1）手术适应证 { ①合并严重神经、血管损伤

②开放肱骨外髁骨折

③翻转型两次手法复位不成功及陈旧骨折

（2）手术方法 { ①切开复位内固定术

②针拨复位法

思考题

1. 肱骨外髁骨折的分型有哪些？

2. 肱骨外髁骨折有哪些临床表现？

3. 肱骨外髁骨折如何固定？

4. 肱骨外髁骨折的手术适应证有哪些？

肱骨内上髁骨折

【考点重点点拨】

1. **掌握**：肱骨内上髁骨折的概念、诊断要点、治疗。

2. **熟悉**：肱骨内上髁的解剖特点、其骨折的并发损伤。

一、概述

（一）概念

（1）病因：多因跌倒时手部先着地，传达暴力所致。

（2）易发人群：儿童及青少年多见。

（3）分度

Ⅰ度：裂缝骨折或仅有轻度移位，因其部分骨膜尚未完全断离

Ⅱ度：骨折块有分离或旋转移位，但骨折块仍位于肘关节间隙的水平面以上翻转移位骨折

Ⅲ度：肘关节腔内侧间隙张开，致使撕脱的内上髁被带进其内，并有旋转移位，且被肱骨滑车和尺骨半月切迹关节面紧紧夹住

Ⅳ度：骨折有旋转移位并伴有肘关节向桡侧脱位，骨折块的骨折面朝向滑车，并嵌入尺骨鹰嘴和肱骨滑车之间

（二）解剖特点

肱骨内上髁为前臂屈肌群和旋前圆肌的附着处，其后方有尺神经紧贴尺神经沟通过。

合并损伤：Ⅲ度、Ⅳ度骨折可合并尺神经损伤。

二、诊断要点

（1）外伤史：上肢外伤史。

（2）临床表现 { ①患肩肿胀，疼痛，肘关节功能障碍
②肘关节呈半屈伸位
③压痛，皮下瘀斑或有骨擦感 }

（3）X线检查：肘关节正侧位X线照片可明确骨折类型和移位方向。

三、治疗

（一）非手术治疗

（1）复位 { Ⅰ度骨折：夹板固定屈肘90°约2周
Ⅱ度骨折：屈肘45°前臂中立位，拇指推挤复位
Ⅲ度骨折：拔伸牵引，伸直肘关节，并肘外翻，强力背伸患肢手指及腕关节，将关节内的骨折块拉出，以后再按第Ⅱ度骨折作手法整复
Ⅳ度骨折：转化为第Ⅰ度或第Ⅱ度骨折再处理 }

（2）固定：在骨折块的前内下方放一固定垫，再用夹板超肘关节固定于屈肘90°位2~3周。

（3）功能锻炼 { ①1周内：只作手指轻微屈伸活动
②1周后：可逐渐加大手指屈伸活动幅度
③2周后：可开始肘关节屈伸活动
④解除固定后：可加强肘关节屈伸活动 }

（4）药物治疗 { ①初期：活血祛瘀、消肿止痛——复元活血汤
②肿胀严重、血运障碍者：加用三七、丹参，并重用祛瘀、利水、消肿药物
③合并神经损伤者：应加用行气活血、通经活络之品 }

（二）手术治疗

（1）手术适应证 { ①合并严重神经、血管损伤
②开放肱骨内上髁骨折
③手法复位失败 }

（2）手术方法：切开复位内固定术，并做尺神经前置术。

思考题

1. 肱骨内上髁骨折是怎么分度的？
2. 肱骨内上髁骨折有哪些临床表现？
3. 肱骨内上髁骨折如何手法复位？
4. 肱骨内上髁骨折怎样进行功能锻炼？

尺骨鹰嘴骨折

【考点重点点拨】

1. 掌握：尺骨鹰嘴骨折的概念、诊断要点、治疗。
2. 熟悉：尺骨鹰嘴的解剖特点、其骨折的并发损伤。

一、概述

（一）概念

（1）病因：多因跌倒时肘关节突然屈曲，同时肱三头肌强烈收缩，致尺骨鹰嘴撕脱骨折；直接暴力亦可造成尺骨鹰嘴骨折。

（2）易发人群：成年人多见。

（二）解剖特点

（1）尺骨鹰嘴为肱三头肌的附着处，尺骨半月切迹关节面与肱骨滑车关节面构成肱尺关节。

（2）肘关节屈伸的枢纽。

合并损伤：可合并肘关节前脱位，临床较少见。

二、诊断要点

（1）外伤史：上肢外伤史。

（2）临床表现 $\begin{cases} ①患肩肿胀，疼痛，肘关节屈曲障碍 \\ ②鹰嘴两侧凹陷处隆起——关节内积血 \\ ③移位骨片、骨折间隙或骨擦感 \end{cases}$

（3）X线检查：肘关节X线侧位片可见骨折线及骨折断端移位情况。

三、治疗

（一）非手术治疗

（1）复位：先把血肿抽吸干净，再施手法复位。

（2）固定 $\begin{cases}①无移位骨折、已行内固定者或肱三头肌成形术者——\\\ \ \ \ 固定肘关节于屈曲20°~60°位3周\\②有移位骨折手法整复后——尺骨鹰嘴上端抱骨垫\\\ \ \ \ 固定前、后侧超肘关节夹板固定屈曲0°~20°位3\\\ \ \ \ 周以后逐渐改固定90°位1~2周\end{cases}$

（3）功能锻炼 $\begin{cases}①3周内：只作手指、腕关节屈伸活动，禁止肘\\\ \ \ \ 关节屈伸\\②4周后：逐步作肘关节主动屈伸锻炼严禁暴力\\\ \ \ \ 被动屈肘配合进行肩关节练功活动\end{cases}$

（4）药物治疗 $\begin{cases}①初期：活血祛瘀、消肿止痛——复元活血汤\\②肿胀严重、血运障碍者：加用三七、丹参，并重\\\ \ \ \ 用祛瘀、利水、消肿药物\\③合并神经损伤者：应加用行气活血、通经活络之品\end{cases}$

（二）手术治疗

（1）手术适应证 $\begin{cases}①合并严重神经、血管损伤\\②开放尺骨鹰嘴骨折\\③移位明显的粉碎骨折\end{cases}$

（2）手术方法：切开复位内固定术

思考题

1. 尺骨鹰嘴骨折的病因是什么？

2. 尺骨鹰嘴骨折有哪些临床表现？

3. 尺骨鹰嘴骨折如何手法复位？

4. 尺骨鹰嘴骨折如何进行功能锻炼？

桡骨头骨折

【考点重点点拨】

1. 掌握：桡骨头骨折的概念、诊断要点、治疗。

2. 熟悉：桡骨近端的解剖特点、其骨折的并发损伤。

一、概述

（一）概念

（1）病因：多因跌倒时手掌先着地传达暴力所致。

（2）易发人群：少年儿童多见。

（3）常见类型 $\begin{cases} 青枝骨折 \\ 裂纹骨折 \\ 劈裂骨折 \\ 粉碎骨折 \\ 嵌插骨折 \\ 嵌插合并移位骨折 \end{cases}$

（二）解剖特点

（1）桡骨近端包括桡骨头、桡骨颈、桡骨结节，桡骨头关节面与肱骨小头构成肱桡关节，桡骨头尺侧缘与尺骨的桡切迹构成桡尺近侧关节。

（2）环状韧带围绕桡骨头。

（三）并发症

若未能及时治疗，将造成前臂旋转功能障碍或引起创伤性关节炎和桡骨头缺血性坏死。

二、诊断要点

（1）外伤史：前臂外伤史。

（2）临床表现 $\left\{\begin{array}{l}\text{①肘部疼痛，肘外侧明显肿胀（若血肿被关节囊包} \\ \quad\text{裹，可无明显肿胀），屈伸旋转限制} \\ \text{②压痛，旋转前臂疼痛加重}\end{array}\right.$

（3）X线检查：肘关节 X 线正侧位片可明确骨折类型和移位程度。

三、治疗

（一）非手术治疗

（1）复位：助手固定上臂，术者牵引前臂，伸直内收位来回旋转，把桡骨头向上、内侧按挤即可复位。

（2）固定：各类型骨折复位后均应固定肘关节于屈曲90°位置2～3周。

（3）功能锻炼 $\left\{\begin{array}{l}\text{①整复后：即可作手指、腕关节屈伸活动} \\ \text{②2～3周后：作肘关节屈伸活动} \\ \text{③桡骨头切除术后：肘关节的练功活动应更提早一些}\end{array}\right.$

（4）药物治疗 $\left\{\begin{array}{l}\text{①早期治则：活血祛瘀、消肿止痛} \\ \text{②中后期：儿童骨折愈合较快，主要采用中药熏洗，} \\ \quad\text{内服药可减免}\end{array}\right.$

（二）手术治疗

（1）手术适应证 $\left\{\begin{array}{l}\text{①合并严重神经、血管损伤} \\ \text{②移位严重} \\ \text{③手法复位不成功} \\ \text{④成年人粉碎、塌陷、嵌插骨折，关节面倾斜度} \\ \quad >30°\text{者}\end{array}\right.$

（2）手术方法 $\left\{\begin{array}{l}\text{①钢针拨正法} \\ \text{②桡骨头切除术}\end{array}\right.$

思考题

1. 桡骨头骨折的病因是什么？

2. 桡骨头骨折并发症有哪些？

3. 桡骨头骨折有哪些类型？

4. 桡骨头骨折有哪些临床表现？

尺骨上 1/3 骨折合并桡骨头脱位（孟氏骨折）

【考点重点点拨】

1. 掌握：孟氏骨折的概念、诊断要点、治疗。

2. 熟悉：局部解剖特点、其骨折的并发损伤。

一、概述

（一）概念

（1）病因：直接暴力、间接暴力均可致孟氏骨折，以后者多见。

（2）常见类型及易发人群 $\begin{cases} \text{伸直型：多见于儿童} \\ \text{屈曲型：多见于成年人} \\ \text{内收型：多见于幼儿} \end{cases}$

（二）解剖特点

（1）桡骨近端包括桡骨头、桡骨颈、桡骨结节，桡骨头关节面与肱骨小头构成肱桡关节，桡骨头尺侧缘与尺骨的桡切迹构成桡尺近侧关节。

（2）桡骨头脱位后可致肱桡关节、尺桡关节脱位（肱尺关节不脱位）。

（3）环状韧带围绕桡骨头。

（三）并发症

孟氏骨折易并发桡神经损伤。

二、诊断要点

（1）外伤史：前臂外伤史。

（2）临床表现 {①疼痛，肿胀，功能障碍
②移位明显者，可见尺骨成角畸形，桡骨头脱出，骨折和脱位处压痛

（3）X 线检查：摄前臂正侧位片，包括上下的肘、腕关节。

三、治疗

（一）非手术治疗

（1）复位：原则上先整复桡骨头脱位，后整复尺骨骨折。患者平卧，前臂置中立位，两助手顺势拔伸，矫正重叠移位，再根据不同类型给予手法复位。

（2）固定 {①前臂：掌侧、背侧放置分骨垫
②骨折部：掌侧（伸直型）、背侧（屈曲型）放置平垫
③桡骨头：前外侧（伸直型）、后外侧（屈曲型）、外侧（内收型）放置葫芦垫
④尺骨内侧：上下端放置平垫
⑤时间：伸直型屈肘位 4~5 周，屈曲、内收型伸肘位 2~3 周、屈肘位 2 周

（3）功能锻炼 {①3 周内：手腕诸关节的屈伸锻炼
②3 周后：肘关节屈伸锻炼，旋转活动须在 X 线片显示骨折线模糊并有连续性骨痂生长后，才开始进行

（4）药物治疗：按骨折三期辨证用药，中后期加强中药熏洗。

（二）手术治疗

（1）手术适应证 {①合并严重神经、血管损伤
②手法复位不成功
③陈旧性骨折畸形愈合者

（2）手术方法 {①切开复位内固定
②桡骨头切除术

思考题

1. 孟氏骨折的分型有哪些？
2. 孟氏骨折有哪些临床表现？
3. 孟氏骨折如何进行手法复位？
4. 孟氏骨折如何进行功能锻炼？

桡、尺骨干双骨折

【考点重点点拨】

1. 掌握：桡、尺骨干双骨折的概念、诊断要点、治疗。
2. 熟悉：局部解剖特点、其骨折的并发损伤。

一、概述

（一）概念

（1）病因：直接暴力、传达暴力和扭转暴力均可致桡、尺骨干双骨折。

（2）易发人群：多见于儿童或青壮年。

（二）解剖特点

前臂的重要功能是旋转。在正常情况下，尺骨是前臂的轴心，通过上、下尺桡关节及骨间膜与桡骨相连，桡骨围绕尺骨旋转，幅度可达150°。

（三）并发症

可并发严重软组织损伤。

二、诊断要点

（1）外伤史：前臂外伤史。

（2）临床表现 $\begin{cases} ①疼痛，肿胀，前臂功能丧失 \\ ②局部压痛明显，完全骨折时多有成角畸形、骨擦 \\ \quad 音和异常活动，但儿童青枝骨折仅有成角畸形 \end{cases}$

（3）X线检查：X线片时应包括肘关节和腕关节，可确定骨折类型、移位方向和有无桡尺近侧、远侧关节脱位。

三、治疗

（一）非手术治疗

（1）复位 $\begin{cases} ①桡尺骨干双骨折均为不稳定时——骨折在上1/3，则 \\ \quad 先整复尺骨骨折；在下1/3，则先整复桡骨骨折 \\ ②若桡尺骨骨折断端互相靠拢时——挤捏分骨手法 \end{cases}$

（2）固定 $\begin{cases} ①桡尺骨相互靠拢——分骨垫 \\ ②成角畸形——三点加压法 \\ ③掌背桡尺侧夹板及有柄托板固定——屈肘90°，中立 \\ \quad 位悬吊 \\ ④时间：成人6~8周，儿童3~4周 \end{cases}$

（3）功能锻炼 $\begin{cases} ①初期：鼓励患者作手指、腕关节屈伸活动及上肢 \\ \quad 肌肉舒缩活动 \\ ②中期：开始作肩、肘关节活动，活动范围逐渐增 \\ \quad 大，但不宜作前臂旋转活动 \\ ③解除固定后：作前臂旋转活动 \end{cases}$

（4）药物治疗：按骨折三期辨证用药 $\begin{cases} ①尺骨下1/3骨折愈合迟缓时，着重补肝 \\ \quad 肾、壮筋骨——左归丸 \\ ②后期前臂旋转活动仍有障碍者，中药 \\ \quad 熏洗——海桐皮汤 \end{cases}$

（二）手术治疗

（1）手术适应证 $\begin{cases} ①合并严重神经、血管损伤 \\ ②手法复位不成功 \\ ③开放性骨折 \end{cases}$

（2）手术方法 $\begin{cases} ①加压钢板螺钉固定 \\ ②髓内钉固定 \end{cases}$

思考题

1. 桡、尺骨干双骨折有哪些临床表现？

2. 桡、尺骨干双骨折的非手术治疗方法有哪些？

3. 桡、尺骨干双骨折如何进行功能锻炼？

桡、尺骨干单骨折

【考点重点点拨】

1. 掌握：桡、尺骨干单骨折的概念、诊断要点、治疗。

2. 熟悉：局部解剖特点、其骨折的并发损伤。

一、概述

（一）概念

（1）病因：直接暴力、传达暴力均可致桡、尺骨干单骨折，一般无严重移位。

（2）易发人群：多见于青少年。

（二）解剖特点

前臂的重要功能是旋转。在正常情况下，尺骨是前臂的轴心，通过上、下尺桡关节及骨间膜与桡骨相连，桡骨围绕尺骨旋转，幅度可达150°。

（三）并发症

可合并上或下桡尺关节脱位。

二、诊断要点

（1）外伤史：前臂外伤史。

（2）临床表现 { ①疼痛，肿胀，前臂旋转功能减弱或丧失　②局部压痛明显，完全骨折时，可有骨擦音，较表浅骨段，可触及断端 }

（3）X线检查：前臂X线正侧位照片应包括上、下关节，注意有无合并脱位。

三、治疗

（一）非手术治疗

（1）复位 { ①骨折在中或下1/3若两骨靠拢移位，可采用分骨手法纠正；若掌背侧移位则用提按手法纠正　②桡骨干上1/3骨折：端提挤按法 }

（2）固定：掌、背侧分骨垫各一个 { ①桡骨上1/3骨折：近端的桡侧放一个小固定垫，防止向桡侧移位，先放掌、背侧夹板，再放桡、尺侧板　②桡骨干下1/3骨折：桡侧板下端超腕关节，腕部固定于尺偏位，限制远端尺偏　③尺骨下1/3骨折：可不再放置固定垫，尺侧板须超腕关节，腕部固定于桡偏位　④4条布带固定，屈肘90°，前臂中立位悬挂 }

（3）功能锻炼 { ①初期：鼓励患者做握拳锻炼　②消肿后：开始肩、肘关节活动，如弓步云手　③解除固定后：作前臂旋转活动锻炼 }

（4）药物治疗

按骨折三期辨证用药 { ①尺骨下1/3骨折愈合迟缓时，着重补肝肾、壮筋骨——左归丸　②后期前臂旋转活动仍有障碍者，中药熏洗——海桐皮汤 }

（二）手术治疗

（1）手术适应证 {
①合并严重神经、血管损伤
②手法复位不成功
③开放性骨折
}

（2）手术方法：切开复位内固定。

思考题

1. 桡、尺骨干单骨折有哪些临床表现？
2. 桡、尺骨干单骨折的非手术治疗方法有哪些？
3. 桡、尺骨干单骨折如何进行功能锻炼？

桡骨下 1/3 骨折合并桡尺远侧关节脱位（盖氏骨折）

【考点重点点拨】

1. 掌握：盖氏骨折的概念、诊断要点、治疗。
2. 熟悉：局部解剖特点、其骨折的并发损伤。

一、概述

（一）概念

（1）病因：直接暴力、间接暴力均可致盖氏骨折，以后者多见。

（2）常见类型及
易发人群 {
①桡骨干下 1/3 骨折：皆为儿童
②桡骨干下 1/3 横断、螺旋或斜形骨折：多见于成人
③桡骨干下 1/3 骨折桡尺远侧关节脱位合并尺骨干骨折或弯曲畸形：多见于成人
}

（二）解剖特点

（1）下尺桡关节由桡骨尺切迹和尺骨小头构成，关节间隙为 0.5～2.0cm。

（2）下尺桡关节的稳定主要由三角纤维软骨与掌、背侧下尺桡韧带维持。

（三）并发症

盖氏骨折易合并尺骨下端骨骺分离、尺骨干骨折、尺骨茎突骨折。

二、诊断要点

（1）外伤史：前臂外伤史。

（2）临床表现 { ①疼痛，肿胀，前臂功能障碍
②腕部压痛，下桡尺关节松弛并有挤压痛，桡骨下 1/3 部向掌侧或背侧成角畸形，桡骨明显假关节活动，尺骨完整

（3）X 线检查：摄前臂正侧位片，必须包括腕关节。

三、治疗

（一）非手术治疗

（1）复位 { ① I 型骨折：按桡骨下端骨折处理
② II 型骨折：先整复桡尺远侧关节，然后整复骨折
③ III 型骨折：对尺骨仅有弯曲无骨折者，须先矫正尺骨弯曲

（2）固定 { ①敷消肿药膏：掌、背侧分骨垫，骨折线远侧占 2/3，近侧占 1/3，再加用小平垫，然后放置掌、背侧夹板，桡（超腕）、尺侧板以限制桡偏，利于尺偏
②对于桡骨骨折线自外侧上方斜向内侧下方的患者，分骨垫置骨折线近侧，尺侧夹板改用固定桡、尺骨干双骨折的尺侧夹板（即长达第 5 掌骨颈的尺侧夹板），以限制手的尺偏，利于骨折对位

（3）功能锻炼 { ①初期：鼓励患者作手指、腕关节屈伸活动及上肢肌肉舒缩活动
②中期：开始作肩、肘关节活动，活动范围逐渐增大，但不宜作前臂旋转活动
③解除固定后：作前臂旋转活动

（4）药物治疗：按骨折三期辨证用药。

$\left\{\begin{array}{l}①愈合迟缓时，着重补肝肾、壮筋骨——左归丸\\②后期前臂旋转活动仍有障碍者，中药熏洗——海桐皮汤\end{array}\right.$

（二）手术治疗

（1）手术适应证 $\left\{\begin{array}{l}①合并严重神经、血管损伤\\②手法复位不成功\\③尺骨弯曲畸形不能矫正者\end{array}\right.$

（2）手术方法：切开复位内固定

思考题

1. 盖氏骨折的概念。

2. 盖氏骨折的分型有哪些？

3. 盖氏骨折有哪些临床表现？

4. 盖氏骨折如何进行固定？

桡骨下端骨折

【考点重点点拨】

1. 掌握：桡骨下端骨折的概念、诊断要点、治疗。

2. 熟悉：局部解剖特点、其骨折的并发损伤。

一、概述

（一）概念

（1）病因：多由间接暴力导致。

（2）常见类型 $\left\{\begin{array}{l}①伸直型桡骨下端骨折（Colles 骨折）：远端向桡侧、\\背侧移位\\②屈曲型桡骨下端骨折（Smith 骨折）：远端向桡侧、\\掌侧移位\end{array}\right.$

（二）解剖特点

（1）桡骨下端是指桡骨远侧端3cm以内的部位。

（2）桡腕关节面背侧边缘长于掌侧，向掌侧倾斜10°～15°。

（3）其外侧的茎突较其内侧长 1～1.5cm，关节面还向尺侧倾斜20°～25°。

（三）并发症

桡骨下端骨折易合并尺骨茎突骨折、下尺桡关节脱位、骨骺分离。

二、诊断要点

（1）外伤史 { 伸直型骨折：跌倒时，腕关节呈背伸位，手掌先着地
屈曲型骨折：跌倒时，腕关节呈掌屈位，手背先着地

（2）临床表现 { ①疼痛，肿胀，前臂功能障碍
②向背侧移位时，呈"餐叉样"畸形向桡侧移位时，呈"枪上刺刀状"畸形
③腕部压痛，骨擦音

（3）X线检查：摄腕关节正侧位 X 线片可明确骨折类型和移位方向，并可了解是否合并尺骨茎突骨折、下尺桡关节脱位。

三、治疗

（一）非手术治疗

（1）复位 { ①无移位骨折：掌背侧两块夹板固定2～3周即可
②有移位骨折：必须行手法整复小夹板固定
③伸直型骨折：拔伸纠正重叠移位，然后按压桡骨远端背侧，再掌屈尺偏腕关节
④屈曲型骨折：牵引纠正重叠移位，然后将骨折远端向背侧推挤，近端向掌侧压挤，然后将腕关节背伸

（2）固定 { ①伸直型骨折：远端背侧和近端掌侧放置平垫，夹板上端达前臂中、上1/3，桡、背侧下端应超腕
②屈曲型骨折：远端的掌侧和近端的背侧放置平垫，桡、掌侧夹板下端应超过腕关节
③固定时间：三条扎带将前臂悬挂胸前，固定4～5周。

（3）功能锻炼
- ①复位后：指间关节、掌指关节屈伸及肩肘关节活动，上肢肌肉的舒缩活动
- ②中期：适当行腕关节屈伸活动
- ③后期：腕关节屈伸、旋转活动

（4）药物治疗
- ①儿童骨折：早期——活血祛瘀、消肿止痛——血府逐瘀汤，中后期——内服药可减免
- ②中年骨折：按三期辨证用药
- ③老年人骨折：早期活血祛瘀、消肿止痛——血府逐瘀汤，中后期着重养气血、壮筋骨、补肝肾——六味地黄丸
- ④解除固定后：均应用中药熏洗以舒筋活络，通利关节——海桐皮汤

（二）手术治疗

（1）手术适应证
- ①合并严重神经、血管损伤
- ②手法复位不成功
- ③陈旧性骨折畸形愈合者

（2）手术方法
- ①切开复位内固定
- ②矫形术
- ③腕关节融合术

思考题

1. 桡骨下端骨折的分型有哪些？
2. 桡骨下端骨折有哪些临床表现？
3. 桡骨下端骨折复位方法。
4. 桡骨下端骨折如何进行固定？

腕舟骨骨折

【考点重点点拨】

1. 掌握：腕舟骨骨折的概念、诊断要点、治疗。

2. 熟悉：局部解剖特点、其骨折的并发损伤。

一、概述

（一）概念

（1）病因：多为跌倒时手掌撑地，腕关节强度桡偏背伸，暴力向上传达所致。

（2）易发人群：多见于成年人。

（二）解剖特点

腕舟骨是最大的一块腕骨，略弯曲呈舟状，中段较细者为腰部，骨折多发生于此处。

（三）并发症

可并发腕舟骨延迟愈合、不愈合或缺血性坏死。

二、诊断要点

（1）外伤史：腕部外伤史。

（2）临床表现 { ①局部轻度疼痛、肿胀和功能障碍
②鼻烟窝处肿胀、压痛明显，将腕关节桡倾、屈曲
　拇指和食指而叩击其掌指关节时亦可引起疼痛

（3）X线检查：腕部正侧位和尺偏斜位X线片。

三、治疗

（一）非手术治疗

（1）复位：腕舟骨骨折很少移位，一般不须整复，若有移位，牵引下患腕尺偏，向内按压骨块即可复位。

（2）固定 {
①阳溪穴处放棉花球，夹板固定腕关节伸直而略向尺侧偏、拇指于对掌位，固定范围包括前臂下 1/3、腕、拇掌及拇指指间关节

②短臂管形石膏固定腕关节于背伸 25°～30°、尺偏 10°、拇指对掌和前臂中立位

③固定时间：结节部骨折一般约 6 周均可愈合，其余部位骨折愈合时间可为 3～6 个月，甚至更长时间
}

（3）功能锻炼 {
①早期：手指的屈伸活动和肩、肘关节的活动，但禁止作腕桡偏动作

②中期：主动握拳活动为主

③后期：握拳及腕部的主动屈伸、旋转活动

④骨折迟缓愈合者：暂不宜作过多的腕部活动
}

（4）药物治疗 {
①早期——宜活血祛瘀、消肿止痛——七厘散

②中期——宜接骨续损——续骨活血汤

③后期——宜养气血、补肝肾、壮筋骨——十全大补汤

④解除固定后——外用熏洗——上肢损伤洗方
}

（二）手术治疗

（1）手术适应证 {
①手法复位不成功

②陈旧性骨折不愈合者

③骨折近端出现缺血性坏死者
}

（2）手术方法 {
①切开复位植骨内固定

②关节成形术

③人工舟骨置换术

④关节融合术
}

思考题

1. 腕舟骨骨折有哪些临床表现？

2. 腕舟骨骨折如何进行手法复位？

3. 腕舟骨骨折如何进行固定？

掌 骨 骨 折

【考点重点点拨】

1. 掌握：掌骨骨折的概念、诊断要点、治疗。

2. 熟悉：局部解剖特点、其骨折的合并损伤。

一、概述

（一）概念

（1）病因：直接暴力、间接暴力均可致掌骨骨折。

（2）常见类型
$$\begin{cases}第一掌骨基底部骨折\\第一掌骨基底部骨折脱位\\掌骨颈骨折\\掌骨干骨折\end{cases}$$

（3）易发人群：多见于成年人，男多于女。

（二）解剖特点

（1）掌骨是组成手掌的五块小管状骨。

（2）第一掌骨短而粗，活动性较大，骨折多发生于基底部。

（3）第二、第三掌骨长而细、握拳击物时重力点多落在第二、三掌骨，故容易骨折。

（4）第四、五掌骨既短且细，第五掌骨易遭受打击而发生掌骨颈骨折。

（三）并发症

掌骨骨折易合并指间、掌指关节脱位。

二、诊断要点

（1）外伤史：掌部外伤史。

（2）临床表现
$$\begin{cases}①局部疼痛，肿胀，功能障碍\\②局部明显压痛，纵压或叩击掌骨头疼痛加剧\\③重叠移位，则该掌骨短缩，可见掌骨头凹陷\end{cases}$$

（3）X线检查：摄手掌正位与斜位 X 线片。

三、治疗

（一）非手术治疗

（1）复位
①第一掌骨基底部骨折：第一掌骨头向桡侧、背侧推扳，向掌侧与尺侧压顶骨折处，以矫正向桡、背侧成角
②第一掌骨基底部骨折脱位：同第一掌骨基底部骨折复位方法
③掌骨颈骨折：掌指关节放在屈曲 90°位，使近节指骨基底托住掌骨头向上推顶同时用拇指向掌侧按压掌骨干即可
④掌骨干骨折：分骨挤压手法

（2）固定：掌骨骨折可行小夹板或石膏固定，掌骨干骨折可配合应用分骨垫，第一掌骨基底部骨折要固定第一掌骨于外展位。

（3）功能锻炼
①有移位者应避免患指的活动，可作肩、肘关节活动
②在 3~4 周内
　　第一掌骨骨折：不能作腕掌关节内收活动
　　掌骨颈骨折：不能作伸指活动
　　第 2~5 掌骨干骨折：不能作用力的伸指、握拳活动
③一般 4~6 周骨折临床愈合后，逐步加强手指和腕关节的功能锻炼，禁止被动扳拉活动

（4）药物治疗
①早期：宜活血祛瘀、消肿止痛——七厘散
②中期：宜和营生新，接骨续损——接骨紫金丹
③后期：宜培补肝肾、强壮筋骨——虎潜丸
④解除固定后：外用熏洗患肢——海桐皮汤

（二）手术治疗

（1）手术适应证
①开放性掌骨骨折
②手法复位不稳定者
③骨折不愈合者

（2）手术方法 $\begin{cases}①克氏针固定 \\ ②螺丝钉及小钢板固定 \\ ③腕掌关节融合术\end{cases}$

思考题

1. 掌骨骨折有哪些类型？
2. 掌骨骨折有哪些临床表现？
3. 掌骨骨折如何进行手法复位？
4. 掌骨骨折如何进行功能锻炼？

指 骨 骨 折

【考点重点点拨】

1. 掌握：指骨骨折的概念、诊断要点、治疗。
2. 熟悉：局部解剖特点、其骨折的合并损伤。

一、概述

（一）概念

（1）病因：多由直接暴力所致。

（2）常见类型 $\begin{cases}近节指骨骨折 \\ 指骨颈骨折 \\ 末节指骨基底部背侧骨折\end{cases}$

（3）易发人群：多见于成年人。

（二）解剖特点

（1）单手指骨共有 14 块，多有肌腱附着。

（2）指骨分为指骨头、指骨干和指骨基底三部分。

（三）并发症

指骨骨折易发生畸形愈合。

二、诊断要点

（1）外伤史：手指外伤史。

（2）临床表现：指骨均在皮下，骨折有明显肿胀、疼痛和骨擦音。

①近节指骨骨折：骨折断端向掌侧突起成角

②指骨颈骨折：向掌侧突起成角，远端可向背侧旋转达90°

③末节指骨基底部背侧骨折：骨折后末节手指屈曲呈典型的锤状畸形，不能主动伸直，又称锤状指

（3）X线检查：可明确骨折部位和骨折类型。

三、治疗

（一）非手术治疗

（1）复位

①指骨干骨折：拔伸牵引，矫正侧方移位，将远端逐渐掌屈，近端自掌侧向背侧顶住以矫正向掌侧突起成角

②指骨颈骨折：加大畸形，用反折方法将骨折远端呈90°向背侧牵引，然后迅速屈曲手指，屈曲时应将近端的掌侧曲向背侧

③末节指骨基底部背侧撕脱骨折：近侧指间关节屈曲、远侧指间关节过伸

（2）固定

①指骨干骨折：小固定垫，用夹板固定，握一裹有3～4层纱布的小圆柱状固定物（小木棒或玻璃瓶），使手指屈向舟状骨结节。3周后去除固定

②指骨颈骨折：同上

③末节指骨基底部背侧撕脱骨折：塑料夹板或石膏固定

（3）功能锻炼：一般3周后去除固定可进行功能锻炼。

（4）药物治疗：一般3周后去除固定可用舒筋活血药熏洗。

（二）手术治疗

（1）手术适应证

①开放性指骨骨折

②手法复位不稳定者

（2）手术方法 $\begin{cases} ①切开复位 \\ ②克氏针固定 \end{cases}$

思考题

1. 指骨骨折有哪些类型？

2. 指骨骨折有哪些临床表现？

3. 指骨骨折如何进行手法复位？

4. 指骨骨折如何进行固定？

第三节 下肢骨折

股骨颈骨折

【考点重点点拨】

1. 掌握：股骨颈骨折的概念、诊断要点、治疗。

2. 熟悉：局部解剖特点、其骨折的合并损伤。

一、概述

（一）概念

（1）病因：老年人多因肝肾不足骨质疏松，加之直接或间接暴力可致骨折，青壮年股骨颈骨折必因强大暴力所致。

（2）常见类型 $\begin{cases} 外展型 \\ 内收型 \end{cases}$

（3）易发人群：多见于老年人。

（二）解剖特点

（1）股骨颈分头下、颈中、基底部三部分。

（2）颈干角，正常值在 110°～140° 之间，儿童平均为 151°，成人男性为 132°，女性为 127°。

（3）前倾角，初生儿为 $20° \sim 40°$，成人约为 $12° \sim 15°$。

（4）血供复杂而总供给量较差。

（三）并发症

骨折不愈合，或发生股骨头缺血性坏死及诸动脉损伤。

二、诊断要点

（1）外伤史：髋部外伤史。

（2）临床表现
- ①髋部疼痛，大部髋关节功能丧失，少部分嵌插骨折仍能站立行走
- ②腹股沟中点处压痛，下肢纵轴叩击痛
- ③囊内骨折肿胀不明显，囊外骨折肿胀明显并有瘀斑
- ④有移位的骨折呈外旋、短缩畸形，髋、膝关节呈轻度屈曲位

（3）X 线检查：髋关节 X 线正侧位片可明确骨折部位、类型和移位情况。

三、治疗

（一）非手术治疗

（1）复位
- ①无移位或嵌插骨折：不须复位但应固定
- ②有移位的骨折：整复固定
  - 屈髋屈膝法
  - 牵引复位法

（2）固定
- ①无移位或嵌插骨折：丁字鞋或轻重量皮肤牵引制动 6 ~ 8 周
- ②有移位骨折：保持患肢于外展中立位，胫骨结节或股骨髁上骨牵引

（3）功能锻炼
- ①整复固定后：全身锻炼，但不能随便翻身和坐起盘腿，多作深呼吸运动，踝、趾关节可自由活动，逐步做股四头肌舒缩锻炼
- ②解除外固定后：髋、膝关节屈伸活动
- ③骨折愈合后：下床练习负重行走

（4）药物治疗 {
①初期：无移位骨折或嵌插骨折：骨折三期辨证施治；
骨折明显移位者：破瘀生新为主方，用血府逐瘀汤
②中后期：注重补肝肾、壮筋骨，方用壮筋养血汤
}

（二）手术治疗

（1）手术适应证 {
①骨折不愈合者
②股骨头缺血性坏死者
}

（2）手术方法 {
①粗隆间移位截骨术
②人工股骨头置换术
}

思考题

1. 股骨颈骨折病因有哪些？

2. 股骨颈骨折有哪些临床表现？

3. 股骨颈有哪些解剖特点？

4. 股骨颈骨折如何进行功能锻炼？

股骨转子间骨折

【考点重点点拨】

1. 掌握：股骨转子间骨折的概念、诊断要点、治疗。

2. 熟悉：局部解剖特点、其骨折的合并损伤。

一、概述

（一）概念

（1）病因：股骨转子间骨折又叫股骨粗隆间骨折，多因老年人肝肾不足骨质疏松，加之直接或间接暴力所致，青壮年少见。

（2）常见类型 {
顺转子间型
反转子间型
转子下型
}

（3）易发人群：多见于老年人。

（二）解剖特点

（1）股骨大转子位于股骨颈后上方，位置较表浅，小转子在股骨干后上内侧，大转子平面之下。

（2）股骨粗隆部位有丰富的肌肉层且血液供应丰富。

（三）并发症

股骨转子间骨折可遗留髋内翻、下肢外旋和短缩畸形。

二、诊断要点

（1）外伤史：髋部外伤史。

（2）临床表现 $\begin{cases} ①髋部疼痛，肿胀明显，大部髋关节功能丧失 \\ ②有广泛的瘀斑；压痛点多在大粗隆处 \\ ③不能站立或行走，患肢明显缩短内收、外旋畸形 \end{cases}$

（3）X线检查：髋关节X线正侧位片可明确骨折类型和移位情况。

三、治疗

（一）非手术治疗

（1）复位 $\begin{cases} ①无移位骨折：丁字鞋制动，悬重3～5kg持续牵引 \\ \quad 6～7周 \\ ②有移位的骨折：着重纠正患肢缩短和髋内翻——应 \\ \quad 采用手法整复（与股骨颈骨折同） \end{cases}$

（2）固定 $\begin{cases} ①采用持续牵引、悬重6～8kg \\ ②固定于外展中立位：8周（稳定型骨折）或10周（不 \\ \quad 稳定型骨折） \end{cases}$

（3）功能锻炼：固定期间，应注意不盘腿，不侧卧，经常做患肢肌肉运动和全身锻炼。骨折愈合后才可逐步负重。

（4）药物治疗 $\begin{cases} ①初期：无移位骨折或嵌插骨折：骨折三期辨证施治； \\ \quad 骨折明显移位者：破瘀生新为主用血府逐瘀汤 \\ ②中后期：注重补肝肾、壮筋骨，方用壮筋养血汤 \end{cases}$

（二）手术治疗

（1）手术适应证 $\begin{cases} ①不稳定性骨折 \\ ②青壮年骨折畸形愈合者 \end{cases}$

（2）手术方法 $\begin{cases} ①切开复位内固定 \\ ②转子下截骨术 \end{cases}$

思考题

1. 股骨转子间骨折分哪几型？

2. 股骨转子间骨折有哪些临床表现？

3. 股骨转子间骨折如何进行手法复位？

4. 股骨转子间骨折有哪些手术方法？

股骨干骨折

【考点重点点拨】

1. 掌握：股骨干骨折的概念、诊断要点、治疗。

2. 熟悉：局部解剖特点、其骨折的合并损伤。

一、概述

（一）概念

（1）病因：多由直接暴力所致，骨折移位方向主要受肌肉牵拉所致。

（2）常见类型 $\begin{cases} 股骨上 1/3 骨折 \\ 股骨中 1/3 骨折 \\ 股骨下 1/3 骨折 \end{cases}$

（3）易发人群：多见于儿童及青壮年，男多于女。

（二）解剖特点

（1）股骨干是人体中最长的管状骨，指粗隆下至股骨髁上的部分，表面光滑，后方有一粗线，为肌肉附着处。

（2）股骨干有轻度向前突出的弧度，骨髓腔略呈圆形，上、中1/3的内径大体均匀一致，下1/3的内径较膨大。

（三）并发症

股骨干骨折可损伤坐骨神经和股动、静脉；严重挤压伤、粉碎骨折或多发骨折，可并发脂肪栓塞。

二、诊断要点

（1）外伤史：大腿外伤史。

（2）临床表现
①局部肿胀、疼痛、压痛、功能丧失
②出现缩短、成角和旋转畸形，可扪及骨擦音、异常活动
③早期可合并外伤性休克
④严重移位的股骨下1/3骨折，在腘窝部有巨大的血肿，小腿感觉和运动障碍，足背、胫后动脉搏动减弱或消失，末梢血循环障碍

（3）X线检查：股骨干X线正侧位片可明确骨折类型和移位情况，最好包括上下两关节。

三、治疗

（一）非手术治疗

（1）复位：患者取仰卧位，一助手固定骨盆，另一助手用双手握小腿上段，顺势拔伸，并徐徐将患肢屈髋90°、屈膝90°，沿股骨纵轴方向用力牵引，矫正重叠移位后，再按骨折不同部位分别采用下列手法

①上1/3骨折：将患肢外展，并略加外旋，然后由助手握近端向后挤按，术者握住远端由后向前端提
②中1/3骨折：将患肢外展，同时以手自断端的外侧向内挤压，然后以双手在断端前后、内外夹挤
③下1/3骨折：在维持牵引下，膝关节徐徐屈曲，并以紧挤在窝内的两手作支点将骨折远端向近端推压

（2）固定 { ①夹板固定
②持续牵引

（3）功能锻炼 {
①复位后第2天起：股四头肌舒缩及踝关节、跖趾关节屈伸活动

②第3周开始：直坐床上，用健足蹬床，练习抬臀

③第5周开始：两手拉吊杆，健足踩在床上支撑，收腹、抬臀、臀部完全离床

④第7周开始：扶床架练习站立

⑤解除牵引后：对上1/3骨折加用外展夹板，以防止内收成角，在床上活动1周即可扶双拐下地作患肢不负重的步行锻炼

⑥骨折端有连续性骨痂时：循序渐进地增加负重

⑦骨折端稳定者：可改用单拐。1~2周后才弃拐行走

（4）药物治疗 {
①初期：活血化瘀——活血止痛汤

②中期：接骨续损，和营止痛——续骨活血汤

③后期：补养气血、强壮筋骨——四物汤合左归丸

（二）手术治疗

（1）手术适应证 { ①严重开放性骨折
②合并神经血管损伤者

（2）手术方法：切开复位内固定

思考题

1. 股骨干骨折分哪几型？

2. 股骨干骨折有哪些临床表现？

3. 股骨干骨折如何进行手法复位？

4. 股骨干骨折如何进行功能锻炼？

股骨髁上骨折

【考点重点点拨】

1. 掌握：股骨髁上骨折的概念、诊断要点、治疗。
2. 熟悉：局部解剖特点、其骨折的合并损伤。

一、概述

（一）概念

（1）病因：多由间接暴力传达至股骨自腓肠肌起点上 2～4cm 范围内所致骨折。

（2）常见类型 $\begin{cases} 屈曲型：远端向后移位，骨折线由后上斜向前下方 \\ 伸直型：远端向前移位，骨折线从前上斜向后下 \end{cases}$

（3）易发人群：多见于青壮年。

（二）解剖特点

（1）股骨髁上指股骨自腓肠肌起点上 2～4cm 范围内。

（2）股骨下端变大，并呈旋转，向两端延长为股骨髁。

（三）并发症

屈曲型易压迫或损伤腘动、静脉和神经。

二、诊断要点

（1）外伤史：大腿外伤史。

（2）临床表现 $\begin{cases} ①局部疼痛，肿胀明显，膝关节功能障碍 \\ ②在腘窝部有巨大的血肿，小腿感觉和运动障碍，足 \\ \quad 背、胫后动脉搏动减弱或消失，末梢血循环障碍 \end{cases}$

（3）X 线检查：膝关节正侧位 X 线可明确骨折类型和移位情况。

三、治疗

（一）非手术治疗

（1）复位 { ①青枝骨折、无移位骨折：无需复位，只需夹板固定
②有移位 { 屈曲型骨折：股骨髁部冰钳或克氏针牵引
伸直型骨折：胫骨结节牵引。

（2）固定：夹板固定

（3）功能锻炼 { ①尽早进行股四头肌舒缩和关节屈伸功能锻炼
②5～7周后：解除牵引——改用超膝关节夹板固定，直至骨折愈合

（4）药物治疗 { ①按骨折三期辨证施治
②解除夹板固定后：中药熏洗并结合按摩，防止关节僵硬

（二）手术治疗

（1）手术适应证 { ①手法复位不成功者
②开放性骨折合并神经、血管损伤者

（2）手术方法：切开复位内固定

思考题

1. 股骨髁上骨折分哪两型？
2. 股骨髁上骨折有哪些临床表现？
3. 股骨髁上骨折如何进行手法复位？
4. 股骨髁上骨折如何进行功能锻炼？

股骨髁间骨折

【考点重点点拨】

1. 掌握：股骨髁间骨折的概念、诊断要点、治疗。

2. **熟悉**：局部解剖特点、其骨折的合并损伤。

一、概述

（一）概念

（1）病因：多由高处坠下，足部触地，暴力传达所致骨折。

（2）常见类型$\begin{cases}\text{"T" 型骨折}\\\text{"Y" 型骨折}\end{cases}$

（3）易发人群：多见于中老年男性。

（二）解剖特点

（1）股骨髁间骨折指髁关节面以上 9cm 内的干骺端骨折。

（2）骨折端位于关节内。

（三）合并症

易合并损伤伸膝装置，关节腔积血。

二、诊断要点

（1）外伤史：大腿外伤史。

（2）临床表现$\begin{cases}①局部疼痛，肿胀明显，膝关节功能障碍\\②在腘窝部有巨大的血肿，小腿感觉和运动障碍，\\\quad 足背动脉、胫后动脉搏动减弱或消失，末梢血\\\quad 循环障碍\end{cases}$

（3）X 线检查：膝关节正侧位 X 线可明确骨折类型和移位情况。

三、治疗

（一）非手术治疗

（1）复位：整复前先抽净关节内积血。

$\begin{cases}内外两髁分离者行股骨髁冰钳牵引，压迫两髁复位，超关节夹板\\\quad 固定\\无明显移位者胫骨结节牵引，压迫两髁复位，超关节夹板固定\end{cases}$

（2）固定：超关节夹板固定。

（3）功能锻炼 $\begin{cases}①牵引期间：股四头肌舒缩活动 \\ ②6～8周后解除牵引：不负重步行锻炼，关节屈曲 \\ \quad 活动 \\ ③骨折愈合坚强：负重行走\end{cases}$

（二）手术治疗

（1）手术适应证 $\begin{cases}①手法整复不能满意者 \\ ②开放性骨折合并神经、血管损伤者\end{cases}$

（2）手术方法：切开复位内固定

思考题

1. 股骨髁间骨折分哪两型？
2. 股骨髁间骨折有哪些临床表现？
3. 股骨髁间骨折如何进行手法复位？
4. 股骨髁间骨折如何进行功能锻炼？

髌 骨 骨 折

【考点重点点拨】

1. 掌握：髌骨骨折的概念、诊断要点、治疗。
2. 熟悉：局部解剖特点、其骨折的合并损伤。

一、概述

（一）概念

（1）病因：多由直接暴力或肌肉牵拉力所致。

（2）易发人群：多见于成年人。

（二）解剖特点

（1）髌骨是人体中最大的籽骨，呈三角形，底边在上而尖端在下，后面是软骨关节面。

（2）股四头肌腱连接髌骨上部，并跨过其前面，移行为髌下韧带止于胫骨结节。

（三）合并症

易合并损伤股骨髁关节面及导致髌股关节炎。

二、诊断要点

（1）外伤史：膝部外伤史。

（2）临床表现$\left\{\begin{array}{l}①局部疼痛，肿胀明显，膝关节功能障碍\\②常有皮下瘀斑、膝部皮肤擦伤，骨折有分离移位\\\quad 时，可以摸到凹下呈沟状的骨折断端，骨擦音或\\\quad 异常活动\end{array}\right.$

（3）X线检查：膝关节正位、侧位、轴位X线可明确骨折类型和移位情况。

三、治疗

（一）非手术治疗

（1）复位$\left\{\begin{array}{l}①无移位的髌骨骨折：无需整复，只需伸膝位固定\\②轻度分离移位骨折：吸净关节积血，伸直位，触摸髌\\\quad 骨，确定完整性\\③移位2cm以上：多采用切开复位\end{array}\right.$

（2）固定$\left\{\begin{array}{l}①无移位或少移位骨折：抱膝环固定或弹性抱膝兜固\\\quad 定，后侧长夹板固定伸直位4周\\②分离移位的固定：闭合穿针，手法复位后捆扎固定、\\\quad 钢丝内固定或丝线荷包式缝合内固定\\③粉碎骨折：髌骨部分或全部切除术，固定膝关节于伸\\\quad 直位4～5周\end{array}\right.$

（3）功能锻炼 { ①固定期间：应逐步加强股四头肌舒缩活动
②解除固定后：进行膝关节屈伸锻炼

（4）药物治疗 { ①早期：活血化瘀消肿——七厘散
②中期：接骨续筋，通利关节——接骨紫金丹
③后期：补肝肾壮筋骨——左归丸

（二）手术治疗

（1）手术适应证 { ①手法整复不能满意者
②开放粉碎性骨折

（2）手术方法 { ①切开复位内固定
②张力带钢丝内固定
③髌骨切除术

思考题

1. 髌骨骨折有哪些临床表现？
2. 髌骨骨折如何进行手法复位？
3. 髌骨骨折如何进行固定？
4. 髌骨骨折有哪些手术方法？

胫骨髁骨折

【考点重点点拨】

1. 掌握：胫骨髁骨折的概念、诊断要点、治疗。
2. 熟悉：局部解剖特点、其骨折的合并损伤。

一、概述

（一）概念

（1）病因：多由严重的传达暴力所致。

（2）易发人群：多见于青壮年。

（二）解剖特点

（1）胫骨上端宽厚，左右膨大，形成内侧髁和外侧髁，其上的关节面称胫骨平台。

（2）若受力不等，则一髁骨折；若受力相等，则两髁同时骨折。

（三）合并症

易合并内侧副韧带、外侧副韧带、半月板损伤。

二、诊断要点

（1）外伤史：膝部外伤史。

（2）临床表现 $\begin{cases}①局部疼痛，瘀肿，膝关节功能障碍\\②可有膝外、内翻畸形，若侧副韧带断裂，则侧向\\ \quad 牵拉试验阳性。交叉韧带亦断裂时，则抽屉试\\ \quad 验阳性\end{cases}$

（3）X线检查：膝关节正侧位X线可确诊。

三、治疗

（一）非手术治疗

（1）复位 $\begin{cases}①无移位骨折：定膝关节于伸直位置约4～5周\\②有移位骨折：手法扣挤整复或持续牵引\end{cases}$

（2）固定 $\begin{cases}①整复后用内、外、后侧和前外、前内五块夹板固定\\②若移位严重，且关节面有压缩者，可考虑切开整复\\ \quad 和内固定\\③合并韧带断裂者，早期作韧带修补术或晚期作重建\\ \quad 术，以稳定膝关节\end{cases}$

（3）功能锻炼 $\begin{cases}①早期积极作股四头肌和膝关节主动功能锻炼\\②后期可配合按摩和熏洗\end{cases}$

（4）药物治疗：按骨折三期辨证施治，后期可用中药熏洗。

（二）手术治疗

（1）手术适应证：严重移位且关节面有塌陷手法无法复位者

（2）手术方法 $\begin{cases}①切开复位内固定 \\ ②韧带修补或重建术\end{cases}$

思考题

1. 胫骨髁骨折有哪些合并症？
2. 胫骨髁骨折有哪些临床表现？
3. 胫骨髁骨折如何进行手法复位？
4. 胫骨髁骨折如何进行固定？

胫、腓骨干骨折

【考点重点点拨】

1. 掌握：胫、腓骨干骨折的概念、诊断要点、治疗。
2. 熟悉：局部解剖特点、其骨折的合并损伤。

一、概述

（一）概念

（1）病因：直接暴力、间接暴力均可致胫、腓骨干骨折。

（2）易发人群：多见于 10 岁以下儿童或青壮年。

（二）解剖特点

（1）胫骨干中上段横断面呈三棱形，下 1/3 呈四方形，并有一生理弧度。

（2）胫骨干中下 1/3 交界处较细弱，为骨折的好发部位。

（三）合并症

易合并胫前动脉、胫后动脉、腘动脉、腓总神经损伤及筋膜间隔综合征。

二、诊断要点

（1）外伤史：明显小腿外伤史。

(2) 临床表现 $\begin{cases} ①局部疼痛，肿胀，功能障碍 \\ ②可有骨擦音和异常活动，有移位骨折者，肢体缩 \\ \quad 短、成角及足外旋畸形 \end{cases}$

(3) X 线检查：X 线照片应包括胫骨、腓骨全长，可明确骨折类型、部位和移位方向。

三、治疗

（一）非手术治疗

(1) 复位 $\begin{cases} ①无移位骨折：只需用夹板固定，直至骨折愈合 \\ ②有移位骨折 \begin{cases} 稳定性骨折：可用手法整复，夹板固定 \\ 不稳定性骨折：可用手法整复、夹板固 \\ \qquad 定、配合跟骨牵引 \end{cases} \end{cases}$

(2) 固定 $\begin{cases} ①压力垫 \\ ②夹板、布带 \\ ③跟骨牵引 \end{cases}$

(3) 功能锻炼 $\begin{cases} ①整复固定后：作踝、足部关节屈伸及股四头肌舒 \\ \quad 缩活动 \\ ②跟骨牵引：用健腿和两手支持体重抬臀 \\ ③稳定性骨折：\begin{cases} 第 2 周——抬腿及膝关节活动 \\ 第 4 周——扶双拐不负重步行 \end{cases} \\ ④不稳定性骨折：解除牵引后，仍需床上锻炼 5~7 \\ \quad 天，扶双拐作不负重步行锻炼 \end{cases}$

(4) 药物治疗 $\begin{cases} ①开放性骨折，早期在活血祛瘀方药中加以凉血清 \\ \quad 热、祛风解毒之品 \\ ②早期局部肿甚：宜酌加利水消肿之药 \\ ③胫骨中、下 1/3 骨折局部血供较差：后期着重补 \\ \quad 气血、养肝肾、壮筋骨 \\ ④陈旧骨折，施行手法折骨或切开复位：术后亦应 \\ \quad 及早使用补法 \end{cases}$

（二）手术治疗

（1）手术适应证 {
①手法整复不成功者
②开放性骨折
③合并神经、血管损伤
④陈旧性骨折畸形愈合或不愈合者
}

（2）手术方法 {
①切开复位钢板内固定
②髓内钉固定
}

思考题

1. 胫、腓骨干骨折有哪些合并症？
2. 胫、腓骨干骨折有哪些临床表现？
3. 胫、腓骨干骨折如何进行手法复位？
4. 胫、腓骨干骨折如何进行功能锻炼？

踝部骨折脱位

【考点重点点拨】

1. 掌握：踝部骨折脱位的概念、诊断要点、治疗。
2. 熟悉：局部解剖特点、其骨折的合并损伤。

一、概述

（一）概念

（1）病因：多由高处坠下或足底踏在凸处，使足内翻或外翻所致。

（2）分度 {
Ⅰ°单踝骨折
Ⅱ°双踝骨折、距骨轻度脱位
Ⅲ°三踝骨折、距骨脱位
}

（二）解剖特点

（1）胫骨下端、腓骨下端、距骨构成踝关节。

（2）内、外、后三踝构成踝穴，而距骨居于其中呈屈戌关节。

（三）合并症

易合并损伤踝部韧带、血管和神经。

二、诊断要点

（1）外伤史：踝部外伤史。

（2）临床表现 $\begin{cases} ①局部疼痛，肿胀明显，踝关节功能障碍 \\ ②外翻骨折多呈外翻畸形，内翻骨折多呈内翻畸形， \\ \quad 骨折脱位时，畸形更加明显 \end{cases}$

（3）X线检查：踝关节 X 线正侧位片可显示骨折脱位程度和损伤类型。

三、治疗

（一）非手术治疗

（1）复位：拔伸翻转即可复位。

$\begin{cases} ①如有下胫腓关节分离：内外踝部加以挤压 \\ ②如后踝骨折合并距骨后脱位：作悬吊滑动牵引 \end{cases}$

（2）固定 $\begin{cases} ①梯形垫、塔形垫、空心垫：防止夹板压在两踝骨突 \\ ②夹板固定：内翻骨折固定在外翻位，外翻骨折固定 \\ \quad 在内翻位 \\ ③胫骨后唇骨折：稍背伸位；胫骨前唇骨折：跖屈位 \\ ④施行关节融合术者：固定 3 个月 \end{cases}$

（3）功能锻炼 $\begin{cases} ①第 2 周：加大踝关节主动活动范围 \\ ②第 3 周：将外固定打开，对踝周软组织进行按摩， \\ \quad 作踝关节的主动伸屈活动 \end{cases}$

（4）药物治疗：按骨折三期辨证用药

$\begin{cases} ①中期以后应注意舒筋活络、通利关节 \\ ②后期若局部肿胀难消者，宜行气活血、健脾利湿 \\ ③关节融合术后则须补肾壮骨，促进骨折愈合 \end{cases}$

（二）手术治疗

（1）手术适应证 $\begin{cases} ①手法整复不能满意者 \\ ②开放性骨折 \\ ③陈旧性骨折脱位 \end{cases}$

（2）手术方法 $\begin{cases} ①切开复位内固定 \\ ②切开复位植骨术 \\ ③关节融合术 \end{cases}$

思考题

1. 踝部骨折脱位分哪几度？

2. 踝部骨折脱位有哪些临床表现？

3. 踝部骨折脱位如何进行手法复位？

4. 踝部骨折脱位如何进行固定？

距 骨 骨 折

【考点重点点拨】

1. 掌握：距骨骨折的概念、诊断要点、治疗。

2. 熟悉：局部解剖特点、其骨折的合并损伤。

一、概述

（一）概念

（1）病因：多由踝背伸外翻暴力所致。

（2）类型 $\begin{cases} 单纯距骨颈骨折 \\ 合并距骨体后脱位 \\ 距骨后唇骨折伴有距骨前脱位 \end{cases}$

（二）解剖特点

（1）足部有 28 块骨组成，包括跗骨 7 块、距骨 5 块、趾骨 14 块、籽骨2块。

（2）足部骨骼构成3个主要足弓即内侧纵弓、外侧纵弓与跖骨间的横弓，距骨是足弓的顶。

（三）合并症

易合并损伤踝部韧带、血管和神经。

二、诊断要点

（1）外伤史：踝部外伤史。

（2）临床表现 { ①局部疼痛，肿胀明显，踝关节功能障碍，不能站立行走
②明显移位时出现畸形

（3）X线检查：踝部与跗骨正侧位X线可明确骨折移位程度、类型及有无合并脱位。

三、治疗

（一）非手术治疗

（1）复位：推压端提使两骨折块对合，合并脱位者先将距骨体复入踝穴，再整复骨折。

（2）固定 { ①距骨颈骨折：跖屈稍外翻位8周
②距骨后唇骨折伴距骨前脱位：功能位固定4~6周
③切开整复内固定或关节融合术者：管型石膏固定踝关节功能位3个月

（3）功能锻炼 { ①固定期间：足趾、膝关节屈曲锻炼
②解除固定前3周：开始扶拐逐渐负重步行锻炼
③解除固定后：踝关节屈伸、内翻、外翻活动锻炼
④施行关节融合者：扶拐锻炼时间要长些

（4）药物治疗：距骨骨折容易引起骨的缺血性坏死，故中后期应重用补气血、益肝肾、壮筋骨的药物，以促进骨折愈合。

（二）手术治疗

（1）手术适应证 $\begin{cases} ①手法整复不能满意者 \\ ②骨折块进入关节间隙内 \end{cases}$

（2）手术方法 $\begin{cases} ①切开复位内固定 \\ ②关节融合术 \end{cases}$

思考题

1. 距骨骨折分类有哪三种？

2. 距骨骨折有哪些临床表现？

3. 距骨骨折如何进行手法复位？

4. 距骨骨折如何进行固定及功能锻炼？

跟 骨 骨 折

【考点重点点拨】

1. 掌握：跟骨骨折的概念、诊断要点、治疗。

2. 熟悉：局部解剖特点、其骨折的合并损伤。

一、概述

（一）概念

（1）病因：多由传达暴力或跟腱牵拉撕脱所致。

（2）类型 $\begin{cases} 波及跟距关节面骨折 \\ 不波及跟距关节面骨折 \end{cases}$

（二）解剖特点

（1）正常足底是三点负重：跟骨、第 1 跖骨头、第 5 跖骨头。

（2）跟骨和距骨组成纵弓的后臂负担 60% 的重量。

（3）跟骨结节为跟腱附着处。跟骨结节上缘与跟距关节面成 30°～45°的结节关节角，为跟距关系的一个重要标志。

（三）合并症

若冲击力量大可合并脊椎压缩性骨折或脱位，甚至颅底骨折或颅脑损伤。

二、诊断要点

（1）外伤史：足跟部外伤史。

（2）临床表现 $\begin{cases} ①跟部肿胀、瘀斑、疼痛，不能站立行走 \\ ②局部压痛明显，足跟部横径增宽，严重者足弓变平 \end{cases}$

（3）X线检查：跟骨X线侧位、轴位照片可明确骨折类型、程度及移位方向。轴位照片还能显示跟骨下关节和载距突。

三、治疗

（一）非手术治疗

（1）复位 $\begin{cases} ①无移位或轻度移位：无需整复 \\ ②有移位的跟骨结节纵形骨折：牵引复位 \\ ③跟骨结节横形骨折有明显移位：推挤复位 \end{cases}$

（2）固定 $\begin{cases} ①无移位骨折：一般不做固定 \\ ②有移位的跟骨结节纵形骨折：固定2~3周即可 \\ ③跟骨结节横形骨折：固定4~6周 \end{cases}$

（3）功能锻炼 $\begin{cases} ①复位后：膝及足趾屈伸活动 \\ ②肿胀稍减后：扶双拐下地不负重行走 \\ ③6~8周后：逐渐下地负重 \end{cases}$

（4）药物治疗：按骨折三期辨证用药。

（二）手术治疗

（1）手术适应证 $\begin{cases} ①手法整复不成功者 \\ ②关节面严重塌陷粉碎者 \end{cases}$

（2）手术方法 $\begin{cases} ①钢针撬拨复位 \\ ②切开复位内固定 \end{cases}$

思考题

1. 足跟部的解剖特点?

2. 跟骨骨折有哪些临床表现?

3. 跟骨骨折如何进行手法复位?

4. 跟骨骨折如何进行固定?

跖 骨 骨 折

【考点重点点拨】

1. 掌握:跖骨骨折的概念、诊断要点、治疗。

2. 熟悉:局部解剖特点、其骨折的合并损伤。

一、概述

(一)概念

(1)病因:多由直接暴力或长途跋涉所致,以第 2~4 跖骨较多见。

(2)临床分型 $\begin{cases} 跖骨干骨折 \\ 第 5 跖骨基底部撕脱骨折 \\ 跖骨颈疲劳骨折 \end{cases}$

(二)解剖特点

(1)第一跖骨头、第 5 跖骨头构成足内外侧纵弓前方的支重点。

(2)5 块跖骨之间又构成足的横弓,跖骨骨折后必须恢复上述关系。

(3)第 1 跖骨头、第 5 跖骨头与后方的足跟是足部三个负重点。

(三)合并症

易并发感染和坏死。

二、诊断要点

(1)外伤史:足部外伤史或长途步行史。

（2）临床表现 {①局部疼痛、肿胀、活动功能障碍，不能站立行走
②局部压痛明显，纵向叩击痛

（3）X线检查：摄前半足正、斜位X线片可确诊。

三、治疗

（一）非手术治疗

（1）复位 {①有移位的跖骨干骨折、骨折脱位、多发性骨折：采用推压手法复位
②第5跖骨基底部骨折、行军骨折或无移位的跖骨干骨折：可不进行手法整复

（2）固定 {①有移位的跖骨干骨折、骨折脱位、多发性骨折：分骨垫固定
②第5跖骨基底部骨折、行军骨折或无移位的跖骨干骨折：外用夹板或胶布固定6周

（3）功能锻炼 {①第5跖骨基底部骨折、行军骨折或无移位的跖骨干骨折外用夹板或胶布固定6周后可开始行走锻炼
②第5跖骨基底部骨折片常有软组织嵌入，症状消失，即可负重行走

（二）手术治疗

（1）手术适应证 {①手法整复不成功者
②开放性骨折
③陈旧性跖骨颈骨折而跖骨头向足底移位

（2）手术方法 {①切开复位内固定
②跖骨头切除术

思考题

1. 跖骨的解剖特点？

2. 跖骨骨折有哪些临床表现？

3. 跖骨骨折如何进行手法复位？

4. 跖骨骨折如何进行固定及功能锻炼？

趾 骨 骨 折

【考点重点点拨】

1. 掌握：趾骨骨折的概念、诊断要点、治疗。

2. 熟悉：局部解剖特点、其骨折的合并损伤。

一、概述

（一）概念

（1）病因：多因重物砸伤或踢碰硬物所致。

（2）第 1、5 趾骨骨折较常见，第 2、3、4 趾骨骨折较少见。

（二）解剖特点

足趾具有增强足的附着功能，可防止人在行走中滑倒，并有辅助足的推进与弹跳作用。

（三）合并症

常合并皮肤或甲床的损伤，局部容易引起感染。

二、诊断要点

（1）外伤史：足趾外伤史。

（2）临床表现 { ① 伤趾疼痛、肿胀、活动功能障碍，不能站立行走
② 局部有青紫瘀斑，压痛明显，纵向叩击痛，有移位者外观可有畸形

（3）X 线检查：摄前半足正、斜位 X 线片可显示骨折及移位情况。

三、治疗

（一）非手术治疗

（1）复位 { ① 无移位骨折：可不进行手法整复
② 有移位的骨折：推挤捺正手法复位

(2) 固定 $\begin{cases} ①无移位骨折：邻趾固定法 \\ ②有移位的骨折：竹片小夹板、邻趾固定，3~4周撤除 \end{cases}$

(3) 功能锻炼：鼓励患者早期进行功能锻炼

（二）**手术治疗**

(1) 手术适应证 $\begin{cases} ①手法整复不成功者 \\ ②开放性骨折 \\ ③趾甲下积瘀严重 \end{cases}$

(2) 手术方法 $\begin{cases} ①切开复位钢针内固定 \\ ②清创拔趾甲，清除小碎骨，钢针固定 \\ ③开窗引流或拔甲 \end{cases}$

思考题

1. 趾骨骨折有哪些临床表现？

2. 趾骨骨折如何进行手法复位？

3. 趾跖骨骨折如何进行手术治疗？

第四节　躯干骨折

肋 骨 骨 折

【考点重点点拨】

1. 掌握：肋骨骨折的概念、诊断要点、治疗。

2. 熟悉：局部解剖特点、其骨折的合并损伤。

一、概述

（一）概念

(1) 病因：直接暴力、间接暴力或肌肉收缩均可导致肋骨骨折。

(2) 易发人群：老年人体质虚弱或骨质疏松者多见。

（二）解剖特点

（1）肋骨共十二对，左右对称，连结胸椎和胸骨组成胸廓，保护胸部脏器。

（2）青少年肋骨与肋软骨柔软而富有弹性，因而不易折断。

（3）肋骨骨折多发生于第 4~7 肋。

（三）合并症

可合并气胸、血胸或血气胸。

二、诊断要点

（1）外伤史：胸部外伤史，长期剧烈咳嗽或喷嚏。

（2）临床表现
- ①伤后局部疼痛、肿胀，血肿或瘀斑，说话、深呼吸及咳嗽、转身疼痛加剧
- ②压痛，畸形及骨擦音，胸廓挤压试验阳性
- ③多根双处骨折时，出现反常呼吸，产生呼吸困难、发绀，甚至气脱（休克）等严重症状

（3）X 线检查：胸部正侧位 X 线片可显示骨折线及骨折处形态。但在骨与软骨交接处骨折，X 线片可能显影不清。

三、治疗

（一）非手术治疗

（1）复位
- ①单纯肋骨骨折：一般无需手法整复
- ②严重骨折错位：坐位整复法
- ③后肋骨骨折：一助手扶住胸前，患者挺胸，术者立在患者背后，推按法将断骨矫正

（2）固定
- ①胶布固定法
- ②弹力绷带固定法
- ③肋骨牵引术

（3）功能锻炼：轻者可下地自由活动，重症需卧床休息。待疼痛高峰过后，即可锻炼腹式呼吸运动，幅度逐渐加大，直至恢复正常呼吸。

$$(4) 药物治疗 \begin{cases} ①初期：活血化瘀、理气止痛——复元活血汤 \\ ②中期：和营接骨、理伤续断——续骨活血汤 \\ ③后期：补益气血、温经通络——四物汤合左归丸 \\ ④外治：活血止痛、接筋续骨——外用药。 \end{cases}$$

（二）手术治疗

$$(1) 手术适应证 \begin{cases} ①多发骨折影响有效换气者 \\ ②合并内脏损伤者 \end{cases}$$

$$(2) 手术方法 \begin{cases} ①切开复位钢丝内固定 \\ ②硅橡胶板固定 \end{cases}$$

思考题

1. 肋骨的解剖特点有哪些？

2. 肋骨骨折有哪些临床表现？

3. 肋骨骨折如何进行手法复位？

4. 肋骨骨折如何进行固定？

脊柱骨折

【考点重点点拨】

1. 掌握：脊柱骨折的概念、诊断要点、治疗。

2. 熟悉：局部解剖特点、其骨折的合并损伤。

一、概述

（一）概念

（1）病因：多为间接暴力传导压缩或韧带肌肉牵拉所致。

（2）易发人群：各年龄段均可发生。

$$（3）分型\begin{cases}屈曲型\\过伸型\\垂直压缩型\\侧屈型\\屈曲旋转型\\水平剪力型\\撕脱性\end{cases}$$

（二）解剖特点

（1）椎体自上而下渐加宽，第 2 骶椎最宽，与椎体的负重有关，自骶骨耳状面以下，重力传至下肢骨，体积渐缩小。

（2）侧面可见颈、胸、腰、骶四个生理性弯曲，颈曲和腰曲凸向前，胸曲和骶曲凸向后。

（3）脊柱由 26 块脊椎骨合成，即 24 块椎骨（颈椎 7 块、胸椎 12 块、腰椎 5 块）、骶骨 1 块、尾骨 1 块。

（三）合并症

可合并有脊髓损伤。

二、诊断要点

（1）外伤史：直接或间接暴力均可导致脊柱骨折。

$$（2）临床表现\begin{cases}①伤后脊柱疼痛，肿胀，活动功能障碍\\②压痛，纵向叩击痛\end{cases}$$

（3）X 线检查：脊柱正位、侧位、双斜位 X 线片可明确骨折部位、类型及程度。

三、治疗

（一）非手术治疗

$$（1）复位\begin{cases}①持续牵引复位法\\②垫枕腰背肌功能锻炼复位法\\③牵引过伸按压法\\④二桌复位法\\⑤两踝悬吊复位法\end{cases}$$

（2）固定：牵引结合体位可起到良好的固定作用。

（3）功能锻炼：主要锻炼腰背部肌肉，主动为主，被动为辅，遵循以下原则。

$$\begin{cases} ①早期开始 \\ ②循序渐进 \\ ③根据需要进行锻炼 \\ ④力量锻炼和耐力锻炼并重 \end{cases}$$

（4）药物治疗 $\begin{cases} ①早期：活血化瘀、理气止痛——复元活血汤 \\ ②中期：活血和营、接骨续筋——接骨紫金丹 \\ ③后期：补益肝肾、调养气血——八珍汤 \end{cases}$

（二）手术治疗

（1）手术适应证 $\begin{cases} ①闭合复位不成功者 \\ ②压迫脊髓者 \end{cases}$

（2）手术方法：切开复位内固定

思考题

1. 脊柱的解剖特点有哪些？

2. 脊柱骨折有哪些临床表现？

3. 脊柱骨折有哪些复位方法？

4. 脊柱骨折功能锻炼的原则有哪些？

外伤性截瘫

【考点重点点拨】

1. 掌握：外伤性截瘫的概念、诊断要点、治疗。

2. 熟悉：局部解剖特点、其骨折的合并损伤。

一、概述

（一）概念

（1）病因：外力导致脊柱骨折、脱位压迫脊髓均可致外伤性截瘫。

（2）易发人群：脊柱外伤者。

（3）分型 $\begin{cases} 脊髓震荡 \\ 脊髓不完全横断损伤 \\ 脊髓完全横断损伤 \end{cases}$

（二）解剖特点

（1）脊髓是中枢神经的一部分，位于脊椎骨组成的椎管内，呈长圆柱状，全长 41～45cm。上端与颅内的延髓相连，下端呈圆椎形随个体发育而有所不同。

（2）脊髓中心有纵行的连接脑室的中央管，围着中央管的灰质构成脊髓的内层，外层由白质构成。

（3）脊髓有两个膨大：颈膨大和腰骶膨大。

（三）合并症

可合并有脊柱骨折、脱位。

二、诊断要点

（1）外伤史：多有脊柱外伤史。

（2）临床表现 $\begin{cases} ①伤后出现肢体感觉与运动功能障碍 \\ ②腱反射消失，大小便潴留或失禁 \end{cases}$

（3）X 线检查：X 线片可明确脊柱骨折部位、类型及程度、脱位情况，应作 CT、MRI 检查。

三、治疗

急救处理
①必须全身检查
②发现休克：立即止血，救治休克
③发现合并损伤时：首先处理危及生命的内脏损伤
④对于脊椎的损伤：平卧搬运法，以免骨折移位加重损伤
⑤高位颈髓损伤者：头部固定，保持呼吸道通畅，必要时作气管切开、输氧及人工辅助呼吸

（一）非手术治疗

（1）复位
①脊椎骨折脱位合并截瘫后无严重合并伤、X线片显示椎管内无骨片、感觉障碍固定者可行闭合复位
②胸腰椎压缩骨折和脱位合并截瘫
　　垫枕法
　　双踝悬吊法
　　攀门拽伸法
③颈椎骨折脱位：颅骨牵引快速复位，然后持续牵引

（2）药物治疗
①早期：活血化瘀、疏通督脉、壮筋续骨——复元活血汤
②受伤2~3月：宜补肾壮阳、温经通络——补肾壮阳药
③后期：养血柔肝、镇痉熄风——四物汤加减

（二）手术治疗

（1）手术适应证
①椎体或椎板骨折，有骨折片进入椎管或压迫脊髓者
②关节突绞锁，手法复位不能成功者
③伤后神经症状进行性加重者
④第2腰椎以下严重骨折脱位并有马尾神经损伤者

（2）手术方法
①椎板切除减压术
②多种钉棒及钢板内固定术

思考题

1. 脊髓的解剖特点有哪些?
2. 外伤性截瘫有哪些临床表现?
3. 外伤性截瘫有哪些急救措施?
4. 外伤性截瘫有哪些复位方法?
5. 外伤性截瘫手术适应证有哪些?

骨 盆 骨 折

【考点重点点拨】

1. 掌握:骨盆骨折的概念、诊断要点、治疗。
2. 熟悉:局部解剖特点、其骨折的合并损伤。

一、概述

(一)概念

(1)病因:多为强大暴力直接作用所致。

(2)分型
- 侧方压缩型
- 前后压缩型
- 垂直压缩型
- 混合型
- 撕脱性骨折

(二)解剖特点

(1)髋骨是由由髂骨、坐骨及耻骨联合组成的不规则骨骼。

(2)骨盆的关节包括耻骨联合、骶髂关节及骶尾关节。

(3)骨盆的主要韧带有骶骨、尾骨与坐骨结节间的骶结节韧带和骶骨、尾骨与坐骨棘之间的骶棘韧带。

(三)合并症

可合并有失血性休克、脏器破裂、脂肪栓塞和 DIC。

二、诊断要点

（1）外伤史：多为高能量外力所致。

（2）临床表现 { ①伤后脊柱疼痛，肿胀，活动功能障碍，皮下瘀血和皮肤搓擦伤痕
②压痛，撕脱性骨折常可触及移位的骨折块
③无下肢损伤而两下肢不等长或有旋转畸形

（3）X线检查：骨盆前后位、出口位、入口位X线片，必要时可做CT扫描。

三、治疗

急救处理 { ①迅速控制出血，补充血容量
②临时固定

（一）非手术治疗

（1）复位 { ①前后压缩型骨折：双手从两侧向中心对挤髂骨翼，使之复位
②侧方压缩型骨折：将两侧髂前上棘向外推按，分离骨盆使之复位
③髂前上、下棘撕脱骨折：捏挤按压骨折块使之复位，局麻下，钢针经皮交叉固定

（2）固定 { ①牵引固定：垂直移位明显的骨盆骨折——股骨髁上骨牵引
②骨盆外固定器固定

（3）功能锻炼 { ①未损伤骨盆后部负重弓 { 伤后第一周：下肢肌肉收缩及踝关节屈伸活动
伤后第二周：髋、膝关节的屈伸活动
伤后第三周：扶拐下地站立活动
②骨盆后弓损伤 { 牵引期间：加强肌肉舒缩和关节屈伸活动
解除固定后：开始扶拐站立与步行锻炼

（4）药物治疗 $\begin{cases} ①早期：活血化瘀、消肿止痛——复元活血汤 \\ ②中后期：强筋壮骨、舒筋通络——健步虎潜丸 \end{cases}$

（二）手术治疗

（1）手术适应证 $\begin{cases} ①开放性骨折 \\ ②撕脱性骨折 \end{cases}$

（2）手术方法：切开复位内固定

思考题

1. 骨盆的解剖特点有哪些？
2. 骨盆骨折有哪些临床表现？
3. 骨盆骨折有哪些复位方法？
4. 骨盆骨折功能锻炼有哪些？

骨骺损伤

【考点重点点拨】

1. 掌握：骨骺损伤的概念、诊断要点、治疗。
2. 熟悉：骨骺的解剖特点、其损伤的合并症。

一、概述

（一）概念

（1）病因：多为间接外力所致。

（2）分型：临床通常将其分为6型。

（二）解剖特点

（1）骨骺位于长骨两端，在出生时为完全软骨结构，称为软骨骺。

（2）位于骨骺二级骨化中心与长骨干骺端之间的软骨结构称为骺板。

（3）骨骺与骺板均有两种供血方式。

（三）合并症

可合并有关节畸形、肢体短缩。

二、诊断要点

（1）外伤史：常见由摔伤后的传达暴力、成角暴力和肌肉收缩所致。

（2）临床表现 $\begin{cases} ①受伤关节及其附近疼痛，肿胀，活动功能障碍 \\ ②肢体畸形，神经损伤 \\ ③轻者仅见患肢不能持物或负重 \end{cases}$

（3）X线检查：常规X线摄片。

三、治疗

（一）非手术治疗

（1）复位：手法应轻柔稳妥，在充分麻醉下进行。

（2）固定：夹板或石膏固定，3~4周即可。

（二）手术治疗

（1）手术适应证 $\begin{cases} ①个别不稳定骨折 \\ ②手法复位不成功者 \end{cases}$

（2）手术方法：切开复位克氏针内固定

思考题

1. 骨骺的解剖特点有哪些？
2. 骨骺损伤有哪些临床表现？
3. 骨骺损伤有哪些保守治疗方法？

第七章 脱　位

第一节　脱位概论

【考点重点点拨】

1. 掌握：脱位的概念、分类、诊断要点、治疗。
2. 熟悉：脱位的病因及并发症。

一、概念

关节脱位又称脱臼，古称脱骱，凡构成关节的骨端关节面脱离正常位置，引起关节功能障碍者称脱位。失去部分正常对合关系者称半脱位。

二、病因

外因 { ①直接暴力：较少见，可引起脊柱或骶髂关节脱位
②间接暴力：较多见，是引起四肢关节脱位的常见原因

内因 { ①年龄和健康状况、性别、体质、局部解剖结构特点
②关节内病变或近关节的病变，可引起骨端或关节面损坏，引起病理性关节脱位
③习惯性脱位因关节囊和关节周围其他装置的损坏未得到修复，而变得薄弱，受轻微外力，即可发生关节脱位

三、脱位的分类

（一）**按脱位产生的原因**
- ①损伤性脱位
- ②先天性脱位
- ③病理性脱位
- ④习惯性脱位

（二）**按脱位的时间**
- ①新鲜脱位：一般指脱位时间未满 3 周者
- ②陈旧性脱位：脱位时间超过 3 周。由于脱位时间长，筋肉挛缩，整复困难，预后较差

（三）**按脱位的方向**
- ①内侧脱位
- ②外侧脱位
- ③前方脱位
- ④后方脱位
- ⑤上方脱位
- ⑥下方脱位
- ⑦中心性脱位

（四）**按关节腔是否与外界相通**
- ①闭合性脱位
- ②开放性脱位

（五）**按脱位程度分类**
- ①完全脱位
- ②不完全脱位
- ③单纯性脱位
- ④复杂性脱位

四、诊断要点

（1）一般症状：疼痛、压痛、肿胀及关节功能障碍。

（2）特有体征
- ①关节畸形
- ②弹性固定
- ③关节盂空虚
- ④脱出骨端

（3）X 线检查：对确定脱位的方向、程度、有无合并骨折、骨化性

肌炎等有重要作用。

五、脱位的并发症

（1）早期：骨折、神经损伤、血管损伤、感染。

（2）晚期：关节僵硬、骨化性肌炎、骨缺血性坏死、创伤性关节炎。

六、脱位的治疗

（一）非手术治疗

（1）复位 $\begin{cases}①新鲜脱位：欲合先离、原路返回、杠杆作用、松弛肌肉 \\ ②陈旧性脱位：伤后1～3个月以内，关节有一定活动 \\ \quad 范围，用手牵拉时，脱位的骨端能随之移动\end{cases}$

（2）固定 $\begin{cases}①将患肢固定于功能位或关节稳定的位置上 \\ ②常用牵引带、胶布、绷带、托板、三角巾、石膏等固定 \\ ③一般脱位应固定2～3周\end{cases}$

（3）功能锻炼：练功活动范围由小到大，循序渐进并持之以恒，避免粗暴的被动活动。

（4）药物治疗 $\begin{cases}①初期：活血化瘀——活血止痛汤 \\ ②中期：和营生新、接骨续筋——壮筋养血汤 \\ ③后期：补养气血、补益肝肾、强壮筋骨——补肾 \\ \quad 壮筋汤\end{cases}$

（二）手术治疗

（1）手术适应证 $\begin{cases}①关节复位后功能不理想 \\ ②陈旧性脱位，关节软骨面已明显破坏\end{cases}$

（2）手术方法 $\begin{cases}①关节融合术 \\ ②关节成形术 \\ ③截骨术 \\ ④人工关节置换术\end{cases}$

思考题

1. 脱位分为哪几类？
2. 简述脱位的诊断要点。
3. 脱位的治疗方法有哪些？
4. 简述脱位的分期用药。

第二节　颞颌关节脱位

【考点重点点拨】

1. **掌握**：颞颌关节脱位的概念、诊断要点、治疗。
2. **熟悉**：局部解剖特点、颞颌关节脱位合并损伤。

一、概述

（一）概念

$$（1）病因
\begin{cases}
过度张口 \\
外力打击 \\
杠杆作用 \\
肝肾亏虚
\end{cases}$$

（2）易发人群：老年人多见

$$（3）分型
\begin{cases}
双侧前脱位 \\
单侧前脱位
\end{cases}$$

（二）解剖特点

（1）颞颌关节由下颌骨的一对髁状突、颞骨的一对关节窝组成。
（2）关节囊较薄弱而松弛，前壁为甚。
（3）颞颌关节属左右联动关节。

（三）合并症

后脱位可合并关节后壁骨折，临床很少见。

二、诊断要点

（1）外伤史：多有过度张口或暴力外伤史。

（2）临床表现 {
①双侧前脱位：下颌骨下垂，向前突出。口不能张开，言语不清，口流涎唾，双侧耳屏前方触及下颌关节凹陷，颧弓下方触及下颌髁状突

②单侧前脱位：口角歪斜，颊部也向前突出，并向健侧倾斜，患侧颧弓下方触及下颌髁状突，患侧耳屏前方触及一凹陷
}

三、治疗

（一）非手术治疗

（1）复位 {
①口腔内复位法
②口腔外复位法
③软木复位法
}

（2）固定 {
①用四头带兜住下颌部，固定 2～3 天。固定期间嘱患者不要用力张口，不吃硬食
②如果固定时间短暂，则可继发复发性脱位和颞颌关节紊乱
}

（3）药物治疗 {
①初期：理气活血舒筋——复元活血汤
②中后期：补气养血、益肝肾、壮筋骨——壮筋养血汤
}

（二）手术治疗

（1）手术适应证 {
①手法复位不成功者
②陈旧性脱位关节周围粘连严重者
}

（2）手术方法 {
①切开复位
②髁状突切除术
}

思考题

1. 颞颌关节脱位的病因有哪些？
2. 颞颌关节脱位有哪些临床表现？
3. 颞颌关节脱位有哪些复位方法？

第三节 上肢脱位

肩关节脱位

【考点重点点拨】

1. 掌握：肩关节脱位的概念、诊断要点、治疗。
2. 熟悉：局部解剖特点、肩关节脱位合并损伤。

一、概述

（一）概念

$$（1）病因\begin{cases}直接暴力\\间接暴力\begin{cases}传达暴力\\杠杆作用力\end{cases}\end{cases}$$

（2）易发人群：好发于 20～50 岁的男性。

$$（3）分型\begin{cases}前脱位\\后脱位\end{cases}$$

（二）解剖特点

（1）肩关节是全身关节脱位中最常见的部位之一。

（2）关节囊较薄弱而松弛，前壁尤为明显。

（3）肩胛盂小且浅，只占肱骨头关节面的 1/3～1/4。

（三）合并症

（1）肩袖损伤。

（2）肱骨大结节骨折。

（3）肱二头肌长头肌腱滑脱。

（4）肱动脉、腋神经损伤。

（5）肱骨外科颈骨折。

二、诊断要点

（1）外伤史：多有肩部外伤史。

（2）临床表现 { ①肩部疼痛、肿胀、畸形，肩关节活动明显受限
②前脱位：搭肩试验（Dugas 征）阳性
③后脱位：上臂呈轻度外展及明显内旋畸形，喙突突出明显，肩前部塌陷扁平，肩胛冈下触到突出的肱骨头

（3）X 线检查 { ①前脱位：肩部正位和穿胸侧位，可明确诊断类型及是否合并骨折
②后脱位：肩部上下位，可明确显示后脱位

三、治疗

（一）非手术治疗

（1）复位 { ①牵引推拿法
②手牵足蹬法
③拔伸托入法
④牵引回旋法

（2）固定 { ①将上臂保持在内收内旋位，肘屈曲90°，前臂横行依附在胸前壁，以纱布垫置于腋下及肘内侧。再用三角巾及绷带固定患肢
②固定2～3周

（3）功能锻炼 { ①固定期间：鼓励患者练习手腕、手指活动。但须防止上臂外旋
②2周后：去除绷带仅保留三角巾，开始练习肩伸屈活动
③再2周后：除去三角巾开始肩关节自主活动。禁止一切被动强制活动

$$
(4)\text{药物治疗}
\begin{cases}
\text{新鲜脱位}
\begin{cases}
①\text{初期：活血祛瘀、消肿止痛——舒筋} \\
\quad\text{活血汤，消肿止痛膏} \\
②\text{中期：舒筋活血、强壮筋骨——壮筋} \\
\quad\text{养血汤，舒筋活络膏} \\
③\text{后期：补益肝肾、强壮筋骨——八珍} \\
\quad\text{汤，苏木煎}
\end{cases} \\[2pt]
\text{习惯性脱位}
\begin{cases}
①\text{补肝肾、壮筋骨——补肾壮筋汤} \\
②\text{合并骨折：骨折三期用药} \\
③\text{合并神经损伤：祛风通络——地龙、} \\
\quad\text{僵蚕、全蝎} \\
④\text{合并血管损伤：加强活血祛瘀通络} \\
\quad\text{——合用当归四逆汤。}
\end{cases}
\end{cases}
$$

（二）手术治疗

$$
(1)\text{手术适应证}
\begin{cases}
①\text{手法复位不成功者} \\
②\text{合并肱二头肌长头腱向后滑脱、肱骨外科颈骨} \\
\quad\text{折、关节盂大块骨折、肱骨大结节骨折，腋部} \\
\quad\text{神经、血管损伤者}
\end{cases}
$$

$$
(2)\text{手术方法}
\begin{cases}
①\text{肩胛下肌关节囊重叠缝合术} \\
②\text{肩胛下肌止点外移术} \\
③\text{切开复位} \\
④\text{肱骨头切除术} \\
⑤\text{人工肱骨头置换术} \\
⑥\text{肩关节融合术}
\end{cases}
$$

思考题

1. 肩关节脱位的病因有哪些？

2. 肩关节脱位可出现哪些合并症？

3. 肩关节脱位有哪些临床表现？

4. 肩关节脱位有哪些非手术治疗方法？

肘关节脱位

【考点重点点拨】

1. 掌握：肘关节脱位的概念、诊断要点、治疗。

2. 熟悉：局部解剖特点、肘关节脱位合并损伤。

一、概述

（一）概念

（1）病因：间接暴力 $\begin{cases} 传达暴力 \\ 杠杆作用力 \end{cases}$

（2）易发人群：好发于青壮年。

（3）分型 $\begin{cases} 后脱位 \\ 侧后方脱位 \\ 前脱位 \end{cases}$

（二）解剖特点

（1）肘关节是全身关节脱位中最常见的部位之一。

（2）肘关节是屈戍关节，由肱桡关节、肱尺关节和桡尺近侧关节组成。

（3）肱骨滑车、尺骨上端半月切迹、肱骨小头和桡骨头共同在肘关节腔中。

（4）肘部三点骨突标志：肱骨内、外上髁和尺骨鹰嘴——伸肘成一直线，屈肘成一等边三角形。

（三）合并症

（1）肱骨内外上髁撕脱骨折。

（2）尺骨冠状突骨折、鹰嘴骨折。

（3）桡骨头和桡骨颈骨折。

（4）肘内外侧副韧带断裂。

（5）桡神经或尺神经牵拉性损伤、肱动静脉压迫性损伤。

（6）侧副韧带骨化、损伤性骨化性肌炎、创伤性关节炎、肘关节僵直。

二、诊断要点

（1）外伤史：跌倒时肘关节伸直位（后脱位）；屈曲位（前脱位）。

（2）临床表现 {
①肘部疼痛、肿胀、畸形，弹性固定，肘关节活动明显受限

②前脱位：肘窝部隆起，前臂掌侧较健肢明显变长，肘窝部触及脱出的尺桡骨上端，肘后触到肱骨下端及游离的尺骨鹰嘴骨折片

③后脱位：肘关节弹性固定于45°半屈曲位，呈靴状畸形；肘窝前饱满，肘后空虚凹陷；前臂掌侧明显缩短，肘前触到肱骨下端，肘后尺骨鹰嘴后突；肘后三点骨性标志改变；关节前后径增宽
}

（3）X线检查：肘关节正侧位 X 线片可明确骨折类型和程度。

三、治疗

（一）非手术治疗

（1）复位：术者双拇指向前下方推住尺骨鹰嘴，在牵引下逐渐屈肘即可复位。

（2）固定：整复后以绷带或直角托板固定屈肘90°，以三角巾悬吊患肢于胸前，固定2~3周。

（3）功能锻炼：在固定期间即开始早期练习肩腕及手指活动。去除固定后逐渐开始主动活动，禁忌粗暴的被动活动。

（4）药物治疗：损伤三期辨证施治。

（二）手术治疗

（1）手术适应证 {
①手法复位不成功者
②伤后数月且无骨化性肌炎及明显骨萎缩者
}

（2）手术方法 {
①肘关节切除或成形术
②人工关节置换术
③后外侧关节囊及侧副韧带紧缩术
}

思考题

1. 肘关节的解剖特点有哪些?

2. 肘关节脱位可出现哪些合并症?

3. 肘关节脱位有哪些临床表现?

4. 肘关节脱位如何手法复位?

小儿桡骨头半脱位

【考点重点点拨】

1. 掌握:桡骨头半脱位的概念、诊断要点、治疗。

2. 熟悉:局部解剖特点、桡骨头半脱位合并损伤。

一、概述

(一) 概念

(1) 病因:多因患儿肘关节在伸直位,腕部受到纵向牵拉所致。

(2) 易发人群:多发生于 5 岁以下幼儿。

(二) 解剖特点

(1) 儿童桡骨头、颈几乎等直径,环状韧带松弛;

(2) 肱二头肌止于桡骨粗隆,可因其收缩将桡骨头拉向前方。

(三) 合并症

处理不当可导致习惯性桡骨头半脱位。

二、诊断要点

(1) 外伤史:患肢有纵向牵拉损伤史。

(2) 临床表现 { ① 因疼痛而啼哭,拒绝使用患肢,怕别人触动
② 肘关节半屈曲位,不肯屈肘、举臂;前臂旋前,不敢旋后
③ 触及伤肢肘部和前臂时,患儿哭叫疼痛,桡骨头有压痛,屈肘无明显肿胀

（3）X 线检查：X 线片不能发现异常。

三、治疗

（1）复位：一手握住其肱骨下端及肘关节、拇指压住桡骨头，另一手握往患儿前臂及腕轻轻旋后屈肘，一般即可复位。

（2）固定：一般无需特殊固定，可用颈腕吊带或三角巾悬吊前臂 2～3 天。

思考题

1. 桡骨头半脱位有哪些临床表现？
2. 桡骨头半脱位如何手法复位？

月 骨 脱 位

【考点重点点拨】

1. 掌握：肘关节脱位的概念、诊断要点、治疗。
2. 熟悉：局部解剖特点、月骨脱位合并损伤。

一、概述

（一）概念

（1）病因：多由间接外力引起，患者跌倒，手掌着地，腕部极度背伸，头状骨与月骨相对挤压，关节囊破裂，月骨掌侧脱位，即月骨前脱位；若月骨留于原位，其他腕骨完全脱位，称为月骨周围脱位。

（2）分型 $\begin{cases} 月骨前脱位 \\ 月骨周围脱位 \end{cases}$

（二）解剖特点

（1）月状骨形状特殊，掌侧宽背侧窄。

（2）月骨近端与桡骨形成关节，远端与头状骨、一小部分钩骨形成关节，桡侧与舟骨、尺侧与三角骨形成关节。

（3）月状骨的血运，来自前韧带和后韧带。

（三）合并症

（1）月骨缺血性坏死。

（2）创伤性关节炎。

（3）正中神经损伤。

（4）合并舟状骨骨折。

二、诊断要点

（1）外伤史：患者跌倒，手掌着地，腕部极度背伸。

（2）临床表现 $\begin{cases}①腕部疼痛、肿胀、隆起、局部压痛、活动受限 \\ ②腕关节屈曲位，中指不能完全伸直，五指自然分开\end{cases}$

（3）X线检查：腕关节正侧位X线片可明确显示脱位的月骨呈三角形，半月形凹面转向掌侧。

三、治疗

（一）非手术治疗

（1）复位：①患者坐位，肘关节屈曲90°，腕部极度背伸；②第一助手手握肘部，第二助手握食指与中指，对抗牵引，前臂逐渐旋后3～5分钟；③术者两手四指握住腕部，向掌侧端提，两拇指指尖推压月骨凹面远端，第二助手使腕关节掌屈，患者中指可以伸直即复位成功。

（2）固定：塑型夹板或石膏托将腕关节固定于掌屈30°～40°，1周后改中立位，再固定2周。

（3）功能锻炼 $\begin{cases}①固定期间：做掌指关节及指间关节屈伸活动 \\ ②解除固定后：做腕关节主动屈伸活动\end{cases}$

（4）药物治疗：按骨折三期辨证施治，消肿后，补益肝肾；拆除外固定后，中药熏洗。

（二）手术治疗

（1）手术适应证 $\begin{cases}①手法复位不成功者 \\ ②陈旧性月骨脱位\end{cases}$

（2）手术方法 $\begin{cases} ①切开复位 \\ ②月骨切除术 \end{cases}$

思考题

1. 月骨脱位有哪些临床表现？

2. 月骨脱位如何手法复位？

3. 月骨脱位如何进行功能锻炼？

掌指关节及指间关节脱位

【考点重点点拨】

1. 掌握：掌指及指间关节脱位的概念、诊断要点、治疗。

2. 熟悉：局部解剖特点、掌指及指间关节脱位合并损伤。

一、概述

（一）概念

（1）病因 $\begin{cases} 掌指关节脱位：掌指关节过度背伸暴力 \\ 指间关节脱位：关节极度过伸、扭转、侧方挤压外力 \end{cases}$

（2）分型 $\begin{cases} 掌指关节脱位 \\ 指间关节脱位 \end{cases}$

（二）解剖特点

（1）掌指关节由掌骨头和近节指骨基底构成。

（2）指间关节由近节指骨滑车与远节指骨基底构成，为屈戌关节。

（三）合并症

（1）侧副韧带损伤。

（2）撕脱骨折。

二、诊断要点

（1）外伤史：掌部或手指外伤史。

（2）临床表现 {
①脱位关节梭形肿胀、疼痛、过度背伸畸形、弹性固定、自动伸屈活动障碍
②指间关节脱位伴侧副韧带断裂：异常侧方活动（分离试验阳性）
③掌指关节脱位：掌指关节功能丧失，掌横纹处可触及高突的掌骨头
}

（3）X线检查：X线片可明确诊断。

三、治疗

（一）非手术治疗

（1）复位 {
①掌指关节脱位：适当用牵引，拇指向背侧推按脱位的掌骨头，逐渐屈曲掌指关节即可复位
②指间关节脱位：适当用牵引，轻度屈曲或扳正侧偏的手指即可复位
}

（2）固定 {
①掌指关节屈曲位，固定患指于轻度对掌位1～2周
②近侧指间关节脱位合并侧副韧带损伤或撕脱性骨折者，关节固定于伸直位3周
}

（3）功能锻炼 {
①固定期间：做掌指关节及指间关节屈伸活动
②解除固定后：做腕关节主动屈伸活动
}

（4）药物治疗 {
①早期：活血化瘀、消肿止痛——疏筋活血汤
②解除固定后：舒筋活络类中药熏洗患手——上肢损伤洗方
}

（二）手术治疗

（1）手术适应证 {
①合并骨折，手法复位不成功者
②合并侧副韧带断裂者
③陈旧性指间关节脱位
}

（2）手术方法 {
①切开复位
②细钢针内固定
③侧副韧带修补术
④关节融合术
}

思考题

1. 掌指关节及指间关节脱位有哪些临床表现？
2. 掌指关节及指间关节脱位如何手法复位？
3. 掌指关节及指间关节骨脱位有哪些手术方法？

第四节 下肢脱位

髋关节脱位

【考点重点点拨】

1. **掌握**：髋关节脱位的概念、诊断要点、治疗。
2. **熟悉**：局部解剖特点、髋关节脱位合并损伤。

一、概述

（一）概念

（1）病因：常为强大直接、间接暴力所致，以后者多见。

（2）易发人群：好发于活动力强的青壮年男性。

（3）分型 { 后脱位
　　　　　　前脱位
　　　　　　中心性脱位
　　　　　　陈旧性脱位

（二）解剖特点

（1）髋关节由髋臼和股骨头组成，股骨头 2/3 纳入髋臼内。

（2）髋关节关节囊坚韧，前后均有韧带加强。

（三）合并症

（1）股动、静脉受压。

（2）闭孔神经受压。

（3）髋臼底骨折。

（4）股骨干骨折。

二、诊断要点

（1）外伤史：常有强大直接、间接暴力外伤史。

（2）临床表现：患髋疼痛、肿胀、功能障碍、畸形、弹性固定。

①后脱位：患肢屈曲、内收、内旋及缩短畸形，大粗隆向后上移位

②前脱位：患肢外展、外旋，轻度屈曲畸形，较健肢长，闭孔附近或腹股沟韧带附近可及股骨头

③中心性脱位：患肢短缩，大转子不易扪及，阔筋膜张肌及髂胫束松弛，骨盆分离及挤压试验阳性，有纵向叩击痛

④陈旧性脱位：局部血肿肌化，股骨头颈部骨质疏松或有关节面呈不规则改变

（3）X线检查

三、治疗

（一）非手术治疗

（1）复位
- ①后脱位
  - 屈髋拔伸法
  - 回旋法
  - 拔伸足蹬法
  - 俯卧下垂法
- ②前脱位
  - 屈髋拔伸法
  - 侧牵复位法
  - 反回旋法
- ③对于中心性脱位
  - 拔伸扳拉法
  - 牵引复位法
- ④陈旧性脱位：充分牵引后松解粘连，再按新鲜脱位进行手法复位

（2）固定：皮牵引或骨牵引——患者两侧置砂袋防止内、外旋，

牵引重量5~7kg，3~4周。中心性脱位6~8周

（3）功能锻炼
- ①在固定期间：应进行股四头肌及踝关节功能锻炼
- ②前、后脱位：3周后即可扶双拐下地活动，但3个月内患肢不能负重
- ③中心性脱位：在痊愈后，应根据局部病理变化的轻重，适当地限制下肢负重或步行活动以减轻或推迟创伤性关节炎的发生

（4）药物治疗
- ①初期：活血化瘀——活血舒肝汤、消肿散
- ②中期：理气活血、调理脾胃——四物汤
- ③后期：补益肝肾、利筋健骨——健步虎潜丸、海桐皮汤

（二）手术治疗

（1）手术适应证
- ①手法复位不成功者
- ②神经血管受压手法不能解除者

（2）手术方法
- ①切开复位内固定
- ②截骨术

思考题

1. 髋关节的脱位分哪几型？
2. 髋关节脱位可出现哪些合并症？
3. 髋关节脱位有哪些临床表现及X线表现？
4. 髋关节脱位如何手法复位？

膝关节脱位

【考点重点点拨】

1. 掌握：膝关节脱位的概念、诊断要点、治疗。
2. 熟悉：局部解剖特点、膝关节脱位合并损伤。

一、概述

（一）概念

（1）病因：常为直接暴力撞击股骨下端或胫骨上端；股骨下端固定而作用于胫骨的旋转暴力使膝关节过伸所致，以后者多见。

（2）易发人群：好发青壮年。

（3）分型 $\begin{cases} 前脱位 \\ 后脱位 \\ 内侧脱位 \\ 外侧脱位 \\ 旋转脱位 \end{cases}$

（二）解剖特点

（1）膝关节是人体最大、结构最复杂的关节，由股骨远端、胫骨近端和髌骨组成，属屈戌关节。

（2）膝关节借助关节囊、内外侧副韧带、前后十字韧带等连接和加固。

（三）合并症 $\begin{cases} ①十字韧带断裂 \\ ②内外侧副韧带断裂 \\ ③腘动脉损伤 \\ ④腓总神经损伤 \end{cases}$

二、诊断要点

（1）外伤史：多有严重膝关节或大腿外伤史。

（2）临床表现 $\begin{cases} ①膝关节疼痛、肿胀、功能丧失 \\ ②患膝畸形，下肢缩短，侧方活动与弹性固定 \\ ③筋肉在膝部松软堆积，患膝前后或侧方可摸到脱 \\ \quad 出的胫骨上端与股骨下端 \end{cases}$

（3）X 线检查：膝部正侧位 X 线片可明确诊断及移位方向，并可了解是否合并骨折。

三、治疗

（一）非手术治疗

（1）复位：对抗牵引，术者用手按脱位的相反方向推挤或提托股骨下端及胫骨上端，听到入臼声，畸形消失即复位。

（2）固定：膝关节加压包扎，长腿夹板或石膏托屈曲 20°～30°位固定 6～8 周。

（3）功能锻炼 { ①在固定期间：应进行股四头肌及踝、趾关节功能锻炼

②4～6 周后：在夹板固定下，扶双拐不负重步行锻炼

③8 周后解除外固定：练习膝关节屈伸，逐步负重行走

（4）药物治疗 { ①初期：活血化瘀，消肿止痛——桃红四物汤，消肿止痛膏

②中后期：强筋壮骨——健步虎潜丸，苏木煎熏洗

（二）手术治疗

（1）手术适应证 { ①手法复位不成功者

②并发肌腱、韧带、血管损伤及骨折者

（2）手术方法：切开复位内固定

思考题

1. 膝关节的脱位分哪几型？

2. 膝关节脱位可出现哪些合并症？

3. 膝关节脱位有哪些临床表现？

4. 膝关节脱位如何手法复位？

髌 骨 脱 位

【考点重点点拨】

1. 掌握：髌骨脱位的概念、诊断要点、治疗。

2. 熟悉：局部解剖特点、髌骨脱位合并损伤。

一、概述

（一）概念

（1）病因：多由外来暴力或局部骨及软组织缺陷所致。

（2）分型 $\begin{cases} 外伤性脱位 \\ 习惯性脱位 \end{cases}$

（二）解剖特点

（1）髌骨位于膝关节前方，股骨的下端前面，是人体内最大的籽骨，包埋于股四头肌腱内，为三角形的扁平骨。底朝上，尖向下，前面粗糙，后面为光滑的关节面，与股骨的髌面相关节，参与膝关节的构成。

（2）髌骨上缘与股四头肌腱相连，下缘通过髌韧带止于胫骨结节。

（三）合并症

（1）创伤性滑膜炎。

（2）膝关节畸形。

（3）肌腱、韧带受伤。

二、诊断要点

（1）外伤史：多有膝部外伤史。

（2）临床表现 $\begin{cases} ①外伤性脱位：膝关节半屈曲位，不能伸直，髌骨 \\ \quad 内上缘之股内侧肌止点处有明显压痛 \\ ②习惯性脱位：膝关节畸形，髌骨部位塌陷或低平， \\ \quad 股骨外髁前外侧有明显异常骨性隆起，局部压痛， \\ \quad 轻度肿胀 \end{cases}$

（3）X线检查 $\begin{cases} ①外伤性脱位：X线侧、轴位可见髌骨移出于股骨 \\ \quad 髁间窝之外 \\ ②习惯性脱位：X线轴位可见股骨外髁低平 \end{cases}$

三、治疗

（一）非手术治疗

（1）复位：使患膝在微屈状态下逐渐伸直，同时用拇指将髌骨向内推挤使其越过股骨外髁即可复位。

（2）固定：长腿石膏托或夹板固定。

（3）功能锻炼 { ①在固定期间：抬高患肢并积极做股四头肌舒缩运动 ②解除外固定后：加强股内侧肌锻炼，逐步锻炼膝关节屈伸

（4）药物治疗 { ①初期：活血消肿止痛——活血舒肝汤，活血止痛膏 ②中期：养血通经活络——活血止痛丸 ③后期：补肝肾、强筋骨——健步虎潜丸，苏木煎

（二）手术治疗

（1）手术适应证 { ①严重股四头肌扩张部或股内侧肌撕裂及股四头肌腱、髌韧带断裂 ②习惯性脱位

（2）手术方法 { ①切开复位内固定 ②截骨矫形术

思考题

1. 髌骨脱位分哪两型？
2. 髌骨脱位有哪些临床表现？
3. 髌骨脱位如何手法复位？
4. 髌骨脱位如何进行功能锻炼？

跖跗关节脱位

【考点重点点拨】

1. 掌握：跖跗关节脱位的概念、诊断要点、治疗。

2. 熟悉：局部解剖特点、跖跗关节脱位合并损伤。

一、概述

（一）概念

（1）病因：多由急剧的直接暴力所致。

（2）跖骨可整体向同方向脱位，也可第 1 跖骨向内侧脱位，其余四个向外侧脱位。

（二）解剖特点

（1）跖跗关节是前中足之间的关节，1~3 跖骨和相应楔骨形成关节，骰骨与第 4、5 跖骨相关节，组成足的横弓结构。

（2）关节的背后面及足底面有均匀长短不一的韧带将足骨紧密地连接在一起，跖跗关节跖侧有丰富的软组织保护，在结构上较牢固。而背侧仅有关节囊及韧带覆盖，在结构上较薄弱，受到外力作用易发生背侧损伤或脱位。

（三）合并症

（1）足背动脉损伤。

（2）胫后血管痉挛。

（3）足背软组织受伤及跖骨、跗骨骨折。

二、诊断要点

（1）外伤史：多有足部外伤史。

（2）临床表现 ┤
①损伤后前足或背部肿胀、疼痛、功能丧失，足部畸形呈弹性固定
②分离脱位者，足呈外旋、外展畸形，足宽度增大，足弓塌陷
③开放性骨折脱位者软组织损伤严重，可有骨端外露或骨擦音
④有血管损伤者，前足变冷、苍白

（3）X 线检查：足部正、侧位 X 线可明确诊断及了解是否合并

骨折。

三、治疗

（一）非手术治疗

（1）复位：对抗牵引，用手直接推压跖骨基底部即可复位。

（2）固定 $\begin{cases}①直角足底后腿托板，连脚固定踝关节背伸90°中立位， \\ \quad 3～4周 \\ ②小腿石膏管型制动，8～10周\end{cases}$

（3）功能锻炼：去除固定后，加强踝部背伸、跖屈锻炼，并可用有足弓垫的皮鞋练习行走。

（4）药物治疗 $\begin{cases}①早期：活血消肿止痛——舒筋活血汤，消肿散 \\ ②中后期：养血通经活络、补肝肾、强筋骨——健 \\ \quad 步虎潜丸，海桐皮汤熏洗\end{cases}$

（二）手术治疗

（1）手术适应证 $\begin{cases}①手法整复多次未成功或开放性脱位者 \\ ②陈旧性损伤致畸形者\end{cases}$

（2）手术方法 $\begin{cases}①切开复位术 \\ ②跖跗关节融合术\end{cases}$

思考题

1. 跖跗关节脱位可有哪些合并损伤？
2. 跖跗关节脱位有哪些临床表现？
3. 跖跗关节脱位如何手法复位？
4. 跖跗关节脱位有哪些固定方法？

跖趾关节及趾间关节脱位

【考点重点点拨】

1. 掌握：跖趾及趾间关节脱位的概念、诊断要点、治疗。

2. 熟悉：局部解剖特点、跖趾及趾间关节脱位合并损伤。

一、概述

（一）概念

（1）病因：多由奔走急迫，足趾踢碰硬物或重物砸压所致。

（2）跖趾关节脱位多见于第 1 跖趾关节；趾间关节脱位多见于跚趾与小趾。

（二）解剖特点

（1）跖趾关节由跖骨小头、第 1 节趾骨组成，跖趾关节关节囊薄弱，两侧有侧副韧带加强。

（2）趾间关节由近节趾骨与远节趾骨组成。

（三）合并症

（1）侧副韧带损伤。

（2）跖骨或趾骨骨折。

（3）创伤性关节炎。

二、诊断要点

（1）外伤史：多有足部踢碰硬物外伤史。

（2）临床表现 { ①局部肿胀、疼痛较剧，患足不敢触地
②跚趾背伸过度、短缩，关节屈曲，弹性固定
③第一跖骨头在足底突出，跚趾近节趾骨基底部向背侧突出
④趾间关节脱位之趾缩短，前后径增大

（3）X 线检查：足部正、侧位 X 线可明确诊断及了解是否合并骨折。

三、治疗

(一) 非手术治疗

(1) 复位 { ①跖趾关节脱位：向背牵引，加大畸形，握足背的拇指用力将脱出的趾骨基底部向远端推出，当滑到跖骨头处，在维持牵引下，将跗趾迅速跖屈即可复位
②趾间关节脱位：水平牵拉拔伸一般即可复位

(2) 固定：绷带包扎患处数圈，再以夹板或压舌板固定跗趾关节伸直位 2~3 周。

(3) 功能锻炼 { ①早期：可作踝关节屈伸活动
②1 周后：可扶拐以足跟负重行走
③4 周后：解除外固定，逐步练习负重行走

(4) 药物治疗 { ①早期：活血消肿止痛——舒筋活血汤，消肿散
②中后期：养血通经活络、补肝肾、强筋骨——健步虎潜丸，海桐皮汤熏洗

(二) 手术治疗

(1) 手术适应证 { ①手法整复多次未成功或开放性脱位者
②陈旧性损伤致畸形或创伤性关节炎者

(2) 手术方法 { ①切开复位术
②矫形术

A 思考题

1. 跗趾及趾间关节脱位可有哪些合并损伤？
2. 跗趾及趾间关节脱位有哪些临床表现？
3. 跗趾及趾间关节脱位如何手法复位？
4. 跗趾及趾间关节脱位如何进行功能锻炼？

第八章 筋　　伤

第一节　筋伤概论

【考点重点点拨】

1. 掌握：筋伤的概念、病因、分类、诊断要点、治疗。
2. 熟悉：筋伤的并发症、鉴别诊断。

一、概述

各种暴力或慢性劳损等原因所造成筋的损伤，统称为筋伤。

二、病因病机：

（1）外因 { ①直接外力 ②间接外力 ③慢性劳损

（2）内因 { ①体质强弱 ②年龄 ③解剖结构 ④人体组织的病变

三、分类

1. 根据暴力形式分类 { ①扭伤 ②挫伤 ③碾伤

— 133 —

2. 根据病理变化分类

（1）瘀血凝滞：筋膜、肌肉、韧带的络脉受伤，血离脉外。

（2）筋位异常：肌腱韧带位置改变。

（3）断裂伤：肌肉、肌腱、韧带的断裂。

3. 根据病程分类

（1）急性筋伤：不超过2周。

（2）慢性筋伤：超过2周。

四、诊断要点

（1）筋伤初期剧烈疼痛，迅速肿胀，出现瘀斑，不同程度的功能障碍。

（2）筋伤中期肿胀开始消退，疼痛明显减轻，功能部分恢复。

（3）筋伤后期瘀肿大部分消退，疼痛渐不明显，功能轻度障碍。

五、鉴别诊断

表8-1 急性筋伤、风湿肿痛与湿热流注鉴别

	共 同 点	异 同 点
急性筋伤	三者均有疼痛、肿胀、功能功能障碍。	有外伤史
风湿肿痛		多无外伤史，局部红肿无青紫，全身发热
湿热流注		发热、汗出而热不解、神疲纳呆

表8-2 慢性筋伤、骨痨与骨肿瘤鉴别要点

	共 同 点	异 同 点
慢性筋伤	三者均有关节微肿疼痛	急性筋伤失治或治疗不当超过两周或劳损性筋伤
骨痨		低热，乏力等全身症状或有结核病史；X线及理化检查可协助诊断
骨肿瘤		全身情况，局部症状；X线及理化检查可协助诊断

六、筋伤并发症

（1）小骨片撕脱：多由间接暴力造成。

（2）神经损伤：肢体运动、感觉障碍。

（3）损伤性骨化：关节严重扭挫伤→血肿→机化→关节周围组织钙化、骨化→关节功能障碍。多见于肘关节。

（4）关节内游离体：关节内软骨损伤→软骨脱落、钙化形成游离体，随关节活动发生位置改变。多见于膝关节。

（5）骨性关节炎：关节部位筋伤处理不当→关节软骨面退行性变→承重失衡→关节疼痛，功能障碍。

七、治疗

（一）理筋手法

1. 理筋手法——理筋手法是治疗筋伤的最主要方法。

2. 理筋手法 $\begin{cases} \text{舒筋活络法：按摩法、滚法、击打法、拿捏法、点压} \\ \qquad\text{法、搓抖法等} \\ \text{活络关节法：屈伸法、旋转摇晃法、腰部背伸法、拔} \\ \qquad\text{伸牵引法、踩跷法等} \end{cases}$

3. 手法治疗的原理和作用

（1）活血化瘀。

（2）消肿止痛。

（3）整复错位。

（4）调整骨缝。

（5）消除狭窄。

（6）舒筋活络。

（7）松解粘连。

（8）软化瘢痕。

（9）温经散寒。

（10）滑利关节。

（11）调和气血。

目的 $\begin{cases} ①治病疗伤 \\ ②整复愈伤 \\ ③强壮身体 \end{cases}$

4. 手法的适应证

（1）筋损伤 { ①急性筋伤
②慢性筋伤
③劳损性筋伤

（2）骨错缝 { ①关节错缝
②关节半脱位
③滑膜嵌顿

（3）骨疾病 { ①创伤后关节僵硬
②粘连及组织挛缩、痿软
③骨关节炎引起的肢体疼痛、活动不利

5. 手法的禁忌证

（1）诊断尚不明确的急性脊柱损伤伴有脊髓症状者。

（2）急性筋伤局部肿胀严重者。

（3）有严重心、脑、肺疾患者。

（4）有出血倾向的血液病患者。

（5）可疑或已明确诊断有骨关节、软组织肿瘤的患者。

（6）骨关节感染性疾病的患者。

（7）妊娠期妇女。

（8）传染性皮肤病及精神病不能合作者。

6. 手法治疗顺序

（1）准备手法：点穴、按压、镇痛等。

（2）治疗手法：展筋、拿筋、利节等。

（3）结束手法：舒筋、镇痛、捋顺等。

（二）药物治疗

表 8 - 3　筋伤药物治疗

筋伤分期	筋伤初期		筋伤中期		筋伤后期	
	治法	方剂	治法	方剂	治法	方剂
内服药	活血化瘀、行气止痛	桃红四物汤、复元活血汤、血府逐瘀汤等	舒筋活血、和营止痛	舒筋活血汤、和营止痛汤、补筋汤	养血和络、补肝肾、强筋骨、祛风宣痹	大活络丹、小活络丹、独活寄生汤、补肾壮筋汤

续表

筋伤分期	筋伤初期		筋伤中期		筋伤后期	
	治法	方剂	治法	方剂	治法	方剂
外用药	消瘀退肿、理气止痛	消瘀止痛膏、三色敷药	消瘀退肿、理气止痛	三色敷药、定痛膏	活血温经止痛	宝珍膏；海桐皮汤、腾药

（三）针灸治疗

（1）损伤初期："以痛为俞"与临近部位取穴→以泻法为主→留针5～10分钟→止痛、消肿、舒筋。

（2）损伤中、后期与"慢性劳损者"："以痛为俞"与循经取穴→用平补平泻法→消肿止痛、舒筋活络→促使血脉通畅，肌肉、关节功能恢复。

（3）损伤后期有风寒湿邪者：针刺后加艾灸、拔火罐→温经止痛。

（四）小针刀疗法

小针刀→剥离粘连、缓解痉挛、松解瘢痕→疏通阻滞，柔筋通脉，促使气血运行→使人体的经络、气血、脏腑功能恢复正常。

（五）水针疗法

（1）通过对筋伤的部位及临近腧穴直接注射药物→以达到抑制炎症渗出、改善局部营养状况、消肿止痛的作用→同时有针刺穴位的作用。

（2）常用注射药物 $\begin{cases}①复方丹参注射液2～6ml，复方当归注射液2～6ml，隔日1次，10次为一疗程 \\ ②0.5\%～2\%盐酸普鲁卡因2～10ml加醋酸泼尼松龙12.5～25mg，每周1次，3次为一疗程\end{cases}$

（3）严格无菌操作，防止感染，注射部位准确。

（六）固定治疗

（1）较严重的筋伤→固定→损伤的组织休息→解除痉挛，减轻痛苦→为筋伤的恢复创造有利的环境。

（2）常用的固定方法 $\begin{cases}①绷带固定法 \\ ②弹力绷带固定法 \\ ③胶布固定法 \\ ④纸板固定法 \\ ⑤木夹板固定法 \\ ⑥石膏固定法\end{cases}$

（七）功能锻炼

功能锻炼→加速损伤愈合，防止肌肉萎缩、关节粘连、骨质疏松→有助于肢体功能恢复。

思考题

1. 筋伤分为哪几类？
2. 简述筋伤的诊断要点及鉴别诊断。
3. 筋伤有哪些常见并发症？
4. 筋伤的治疗方法有哪些？

第二节　颈部筋伤

颈部扭挫伤

【考点重点点拨】

1. 掌握：颈部扭挫伤的概念、诊断、治疗。
2. 熟悉：颈部扭挫伤的并见症状。

一、概述

（1）各种暴力：颈部扭挫伤→疼痛、肿胀、活动障碍。

（2）兼有骨折、脱位，严重者伤及颈髓：危及生命，仔细区别，以免误诊。

二、诊断要点

（1）有明显外伤史，颈部一侧疼痛，头多偏向患侧，颈部活动受限。

（2）颈部肌肉痉挛，在痛处可触及肿块或条索状硬结。

（3）检查时注意有无手臂麻痛等神经根刺激症状。

（4）必要时拍摄 X 线片以排除颈椎骨折、脱位。

三、治疗

1. 理筋手法

（1）点压、按摩、摖法、拿捏、提端摇转颈部：消散瘀血，松解肌肉痉挛，通络止痛。

（2）颈部歪斜者可做颌枕带牵引或手法牵引。

2. 药物治疗

表 8 – 4　颈部扭挫伤药物治疗

	治　法	方　药
内服药	祛瘀生新	防风芎归汤
外用药	祛瘀止痛	肿胀者外敷祛瘀止痛类药膏不肿者外贴伤湿止痛膏

3. 物理疗法

电疗、磁疗、超声波——局部透热，缓解肌肉痉挛。

4. 练功活动

疼痛缓解后练习头颈部的前屈后伸、左右旋转以舒筋活络，强壮颈部肌肉。

思考题

1. 颈部扭挫伤的临床表现有哪些？
2. 颈部扭挫伤的理筋手法有哪些？
3. 颈部扭挫伤如何进行功能锻炼？

落　枕

【考点重点点拨】

1. 掌握：落枕的原因、诊断、手法治疗。
2. 熟悉：落枕的其他疗法。

一、概述

睡眠姿势不良头颈部过度弯转⎫局部肌肉处于长⎫持续牵拉而发生
睡眠时枕头过高、过低或过硬⎭时间紧张状态⎭静力性损伤

风寒外邪侵袭颈背部→局部肌肉气血凝滞，经络痹阻→僵硬疼痛，功能障碍。

二、诊断要点

（1）晨起突感颈部疼痛不适，头歪向患侧，活动不利，不能旋转后顾。

（2）颈部肌肉痉挛压痛，可触及条索状硬结。

（3）风寒外束者兼有恶寒、发热、头痛等表证表现。

三、治疗

1. 理筋手法

（1）对肩颈部及上背部点按、揉、拿捏等缓解肌肉痉挛，消除疼痛。

（2）端项旋转法。

2. 药物治疗

表 8-5　落枕药物治疗

	治　法	方　药
内服药	疏风祛寒、宣痹通络	葛根汤、桂枝汤
外用药	温经通络	外贴伤湿止痛膏

3. 物理疗法

电疗、磁疗、超声波等以局部透热，缓解肌肉痉挛。

4. 练功活动

练习头颈部的前屈后伸、左右旋转以舒筋活络，强壮颈部肌肉。

思考题

1. 落枕的原因有哪些?
2. 落枕的临床表现有哪些?
3. 落枕理筋手法有哪些?

颈 椎 病

【考点重点点拨】

1. 掌握:颈椎病的概念、分型诊断、手法治疗。
2. 熟悉:颈椎病的鉴别诊断及其他疗法。

一、概述

慢性劳损、急性外伤、肝肾不足→颈椎骨质增生、小关节紊乱、椎体半脱位、颈椎间盘萎缩退化、椎间孔变窄、黄韧带肥厚、变性、项韧带钙化→刺激、压迫颈部神经、脊髓、血管→产生的症状、体征的综合征。

二、分型及诊断

表 8-6 颈椎病分型及诊断

	机 制	症 状	查 体	辅助检查
神经根型	①项韧带钙化;②椎间盘萎缩退化;③骨质增生→椎间孔变窄、脊神经根受压和刺激→出现与脊神经根分布一致的感觉、运动障碍及反射变化	①颈部酸痛向肩、臂、手指放射,有麻木感;②上肢沉重,酸软无力;颈后伸、咳嗽,增加腹压时疼痛加重	①颈部活动受限、僵硬;②颈椎横突尖前侧有放射性压痛,肩胛骨内上角常有压痛点,可摸到条索状硬结;③受压神经根皮肤节段分布感觉减退,腱反射异常,肌力减退;④颈5~6椎间病变时刺激颈7神经根引起拇指、示指感觉减退;⑤臂丛神经牵拉试验阳性,椎间孔挤压试验阳性	X线:椎体增生,钩椎关节增生,椎间隙变窄,颈椎生理曲度减小,轻度滑脱,项韧带钙化,椎间孔变小等

续表

	机　制	症　状	查　体	辅助检查
脊髓型	脊髓受损，损害平面以下感觉减退及运动神经元损害症状	①缓慢进行性双下肢麻木、发冷、疼痛，无力，打软腿、易绊倒，不能跨越障碍物；②休息时缓解，劳累时加重；③晚期下肢或四肢瘫痪，二便失禁	①颈部活动受限不明显，上肢活动欠灵活；②受压脊髓节段以下感觉障碍，肌张力增高，反射亢进，锥体束征阳性	①X线：颈椎生理曲度改变，椎间隙狭窄，椎体后缘骨质增生，椎间孔变小；②CT：椎间盘变性，颈椎增生，椎管前后径缩小，脊髓受压；③MRI：受压节段脊髓有信号改变，脊髓受压呈波浪样压迹
椎动脉型	钩椎关节增生→压迫、刺激椎动脉→脑供血不足	①单侧颈枕部或枕顶部发作性头痛，视力减退、耳鸣、听力下降、眩晕，可见猝倒；②头颈旋转时引起眩晕是本病最大的特点	被动旋转颈部时可诱发眩晕发作	①动脉血流检测及椎动脉造影可辨别椎动脉是否受压、迂曲、变细；②X线：椎节不稳及钩椎关节侧方增生
交感神经型	颈椎间盘退变及继发改变→刺激交感神经	①头痛，伴恶心、呕吐，颈肩部酸困疼痛，上肢发凉发绀，视物模糊，眼窝胀痛，眼睑无力，瞳孔扩大或缩小，常有耳鸣、听力下降；②心前区持续性压迫痛，心律不齐，心跳过速。头颈部旋转时症状加重	颈部活动受限不明显，可无特殊体征	X线：椎体增生，钩椎关节增生，椎间隙变窄，颈椎生理曲度减小，轻度滑脱，项韧带钙化等

三、鉴别诊断

表 8－7　神经根型颈椎病、尺神经炎、胸廓出口综合征与腕管综合征鉴别

	相　同　点	不　同　点
神经根型颈椎病	均有手臂或手指的麻木疼痛	颈部酸痛向肩、臂、手指放射，有麻木感
尺神经炎		无颈部症状
胸廓出口综合征		
腕管综合征		

表 8-8 脊髓型颈椎病、脊髓肿瘤与脊髓空洞症鉴别

	相 同 点	不 同 点
脊髓型颈椎病		
脊髓肿瘤	均有脊髓受损症状	X线、CT、MRI可协助明确诊断
脊髓空洞症		

表 8-9 椎动脉型颈椎病、眼源性眩晕、耳源性眩晕与脑部肿瘤鉴别

	相 同 点	不 同 点
椎动脉型颈椎病		椎动脉血流检测及椎动脉造影可辨别椎动脉是否受压、迂曲、变细。X线：脊柱不稳及钩椎关节侧方增生
眼源性眩晕	均有眩晕	无颈部症状，闭目后眩晕可减轻或消失。视力减退，复视，眼球震颤以水平性为特点，振幅大，无快慢相。视力、屈光度、眼底、眼肌功能等检查可发现异常
耳源性眩晕		除眩晕外还有眼震和前庭功能改变，伴有耳鸣和听力减退，无其他神经系统体征。多无颈部症状
脑部肿瘤		可伴其他神经系统体征，颅脑CT可协助诊断

表 8-10 交感神经型颈椎病、冠状动脉供血不足与神经官能症鉴别

	相 同 点	不 同 点
交感神经型颈椎病		多有颈部症状、体征
冠状动脉供血不足	均可出现心慌、恶心等症状	心电图检查可协助诊断
神经官能症		焦虑、恐惧、失眠、记忆力下降等

四、治疗

1. 理筋手法

（1）在颈项部用点压、拿捏、弹拨、㨰法、按摩。

（2）颈项旋扳法。

（3）最后用放松手法。

2. 药物治疗

（1）内服补肾壮筋汤、颈痛灵、颈复康等补肝肾、祛风寒、活络止痛。

（2）麻木明显者：内服全蝎粉，早晚各1.5g，开水调服。

（3）眩晕明显者：口服愈风宁心片。

（4）急性发作，颈臂痛较重者，内服舒筋汤以活血舒筋。

3. 牵引治疗：颌枕带牵引法。

4. 练功活动

作颈项前屈后伸、左右侧屈、左右旋转及前伸后缩等锻炼，还可作颈椎操、太极拳等运动。

思考题

1. 颈椎病分哪几型？

2. 颈椎病各型的临床表现有何异同？

3. 颈椎病理筋手法有哪些？

第三节　肩部伤筋

肩部扭挫伤

【考点重点点拨】

1. 掌握：肩部扭挫伤的概念、诊断、理筋手法。

2. 熟悉：肩部扭挫伤的鉴别诊断及其他疗法。

一、概述

跌挫、扭伤→肩关节过度扭转→肩关节囊、筋膜损伤或撕裂　瘀肿疼痛
打击→外力直接作用于肩部肌肉或脉络→损伤或撕裂　　　　　功能障碍

二、诊断要点

（1）有明显外伤史肩部疼痛肿胀、压痛，活动受限。

（2）冈上肌断裂时，冈上肌肌力消失，无力外展上臂。

（3）如帮助患肢外展至60°以上后，能自动抬举上臂。

三、鉴别诊断

表 8 – 11　肩部扭挫伤、肩关节脱位与肩锁关节脱位鉴别

	共 同 点	不 同 点
肩部扭挫伤	三者均有外伤史，均有肩部疼痛肿胀、压痛，活动受限	肩部无明显畸形，无弹性固定，搭肩试验阴性
肩关节脱位		患肩肩峰下空虚，方肩畸形，肩关节弹性固定在外展 20°～30°位，搭肩试验阳性。X 线片可明确诊断
肩锁关节脱位		锁骨外端上翘，按压可有浮动感，X 线片可明确诊断

四、治疗

1. 理筋手法

（1）操作
①患者正坐，术者立于患侧，嘱尽量放松上肢肌肉
②一手握住患侧手掌，一手以虎口贴于肩部痛处，并徐徐自肩部向下抚摩至肘部，重复 5～6 次
③术者一手托住患肘，一手握住患腕，将患肢缓缓向上提升，又缓缓下降，可重复数次。

（2）术者双手握患侧手腕，肩外展 60°，肘关节伸直，作连续不断的抖动半分钟至一分钟，可使伤处有轻快感。

2. 药物治疗

表 8 – 12　肩部扭挫伤药物治疗

分期	治 法	内 服 药	外 用 药
初期	散瘀消肿、生新止痛	舒筋活血汤	消瘀止痛膏
中期	散瘀消肿、生新止痛	和营止痛汤	三色敷药
后期	活血舒筋	舒筋丸	海桐皮汤

3. 固定方法

扭挫伤较重者，用肩人字绷带包扎，再用三角巾将患肢屈肘 90°悬挂胸前，以限制患肩活动 2～3 周。

4. 练功活动

肿痛缓解后作肩关节前伸后屈、内外运旋、叉手托上及自动耸肩等锻炼，使其尽早恢复活动功能。

思考题

1. 肩部扭挫伤的临床表现有哪些?
2. 肩部扭挫伤需与哪些疾病相鉴别?
3. 肩部扭挫伤理筋手法有哪些?

肩关节周围炎

【考点重点点拨】

1. 掌握:肩关节周围炎的概念、诊断、理筋手法。
2. 熟悉:肩关节周围炎的鉴别诊断及其他疗法。

一、概述

肩关节周围炎又称"漏肩风"、"冻结肩"、"五十肩"、"肩凝症"等。

内因——气血虚弱、血不荣筋 ⎫ 肩关节的关节囊与关节周围软组织发生较大范围的慢性无菌性炎
外因——外伤劳损、风寒湿侵袭 ⎭ 症反应→肩关节周围软组织广泛粘连→肩关节活动障碍

肩部或上臂部骨折、脱位→固定时间太长、不注意肩关节功能锻炼→诱发肩周炎。

二、诊断要点

(1)多见于中老年人。
(2)慢性发病,多无外伤史。
(3)肩部疼痛加重,夜间尤甚。
(4)肩关节活动障碍。
(5)肩前、后、外侧均有压痛。

（6）肩外展试验阳性。

三、鉴别诊断

表 8－13　肩周炎与颈椎病鉴别

	相　同　点	不　同　点
肩周炎	两者均有肩臂部疼痛	无颈项部疼痛，与神经无关，X 线片多阴性
颈椎病		颈部疼痛不适，疼痛与颈神经根支配区域一致，X 线片多有颈椎生理曲度变直、颈椎骨质增生、椎间隙变窄、椎间孔变小等

四、治疗

1. 理筋手法

（1）患者端坐位，术者先揉、揉、拿捏肩前、肩后、和肩外侧。

（2）对三角肌、冈上肌、胸肌等痛点处行弹拨、牵抖等拨络手法。

（3）牵拉、抖动、旋转患肩。

（4）帮助患肢作外展、内收、前屈、后伸等动作，解除粘连，帮助功能恢复。

（5）治疗时用力适度，以患者能忍受为度，隔日治疗一次，10 次为一疗程。

2. 药物治疗

表 8－14　肩关节周围炎药物治疗

	治　法	方　药
内服药	补气血、补肝肾、温经络、祛风湿	独活寄生汤或三痹汤
外用药	舒筋活血、通络止痛	海桐皮汤热敷熏洗，外贴伤湿止痛膏

3. 物理疗法

（1）可采用超短波、磁疗、蜡疗、光疗、热疗等减轻疼痛、促进恢复。

（2）老年患者不可长期电疗，以防软组织弹性降低，有碍恢复。

4. 练功活动

（1）加强患肢的外展、上举、内旋、外旋等功能活动。

（2）粘连僵硬期：作外展、上举、内旋、外旋、前屈、后伸、环转等功能活动，如："内外运旋"、"叉手托上"、"手拉滑车"、"手指爬墙"等动作。

（3）锻炼必须酌情而行，循序渐进，持之以恒。

思考题

1. 肩关节周围炎的临床表现有哪些？

2. 肩关节周围炎需与哪些疾病相鉴别？

3. 肩关节周围炎治疗方法有哪些？

冈上肌腱炎

【考点重点点拨】

1. 掌握：冈上肌腱炎的诊断、治疗。

2. 熟悉：冈上肌解剖特点及冈上肌腱炎的鉴别诊断。

一、概述

解剖特点：

（1）冈上肌起于肩胛骨冈上窝，在喙突肩峰韧带和肩峰下滑囊的下面、肩关节囊的上面通过，止于肱骨大结节的上方。

（2）冈上肌有协助肩关节外展的作用，肩峰下滑囊将冈上肌腱与肩峰相隔，减轻两者之间的摩擦。

肩部急性筋伤 } 中年以后冈上肌发生退行性 } 冈上肌受到挤压和摩擦
感受风寒湿邪 } 变，气血瘀滞，筋膜粘连 } →冈上肌慢性炎症改变

二、诊断要点

（1）多慢性起病，肩外侧渐进性疼痛，肩外展时疼痛明显。肱骨大结节或肩峰下压痛。

（2）"疼痛弧"是冈上肌腱炎的特征，即患肩外展未到60°时疼痛较轻，被动外展至60°～120°范围内时，疼痛较重，当上举超过120°时，疼痛又减轻，且可自主继续上举对60°～120°这个范围称为"疼痛弧"。

三、鉴别诊断

表8－15　冈上肌腱炎、肩峰下滑囊炎与肱二头肌长头腱鞘炎鉴别

	共 同 点	不 同 点
冈上肌腱炎		有"疼痛弧"现象
肩峰下滑囊炎	三者均有肩峰部疼痛	无"疼痛弧"现象
肱二头肌长头腱鞘炎		疼痛以肱骨结节间沟处为主，肱二头肌抗阻力屈肘时疼痛加重

四、治疗

1. 理筋手法——活血化瘀、消肿止痛、疏通经络、理顺筋结。

（1）患者正坐，术者先用拿法，拿捏冈上部、肩部、上臂部，自上而下，以疏通经络。

（2）术者用拇指在冈上肌部位作局部弹拨、按揉、分筋法，以舒筋活络。

（3）最后作肩摇法，以滑利关节。

2. 药物治疗

表8－16　冈上肌腱炎药物治疗

	分期	治法	方药	加 减
内服药	急性期	舒筋活血、通络止痛	舒筋活血汤	疼痛畏寒者内服大活络丹或小活络丹；血虚者可内服当归鸡血藤汤
	慢性期	宣通气血、舒筋活络	舒筋丸	
外用药	急性期	消瘀止痛	消瘀止痛汤	
	后期	通络止痛	伤湿止痛膏	

3. 固定方法

急性期肿胀疼痛剧烈者可用三角巾悬吊，作短期制动。

4. 练功活动

肿痛缓解后进行肩外展、前屈、外旋、甩手、上举等活动，以舒筋活络，恢复肩臂活动功能。

思考题

1. 冈上肌腱炎的临床表现有哪些？
2. 冈上肌腱炎需与哪些疾病相鉴别？
3. 冈上肌腱炎治疗方法有哪些？

第四节　肘部伤筋

$$肘关节组成\begin{cases}肱尺关节\\肱桡关节\end{cases}屈戍关节——伸屈0°～140°之间\\上尺桡关节（完成前臂的旋转功能）$$

肘部扭挫伤

【考点重点点拨】

1. 掌握：肘部扭挫伤的诊断、手法及药物治疗。
2. 熟悉：肘部扭挫伤的固定方法及功能锻炼。

一、概述

跌挫、扭转→肘关节过度外展、伸直、屈曲→损伤侧副韧带、环状韧带、关节囊和肌腱。

二、诊断要点

（1）有明显外伤史。
（2）肘部疼痛肿胀、压痛，活动受限，肘关节半屈曲位。
（3）压痛点位于肘关节的内后方和内侧副韧带附着部。
（4）X线片确定有无合并骨折或脱位。

三、治疗

1. 理筋手法

（1）将患侧肘关节作一次0°～140°的被动伸屈，这对微细的关节错位可起到整复作用。

（2）摸到压痛点后，以两手掌环握肘部，轻轻按压以减轻疼痛。

（3）用轻按摩拿捏手法，以舒适为度，切忌手法粗暴。

2. 药物治疗

表8-17 肘部扭挫伤药物治疗

分期	治法	内 服 药	外 用 药
初期	散瘀消肿	七厘散或活血止痛胶囊	三色敷药或清营退肿膏
后期	消肿活络	补筋丸或舒筋丸	海桐皮汤

3. 固定方法

扭挫伤较重者用三角巾将患肢屈肘90°悬挂胸前，以限制肘关节的活动2～3周。

4. 练功活动

肿痛缓解后作肘关节的伸屈活动以松解粘连机化，恢复关节功能。

思考题

1. 肘部扭挫伤的临床表现有哪些？

2. 肘部扭挫伤理筋手法有哪些？

肱骨外上髁炎

【考点重点点拨】

1. 掌握：肱骨外上髁炎的诊断、理筋手法治疗。

2. 熟悉：肱骨外上髁炎的药物及小针刀治疗。

一、概述

慢性劳损→使附着于肱骨外上髁的前臂伸肌腱→部分撕裂、慢性炎症、滑膜增厚、滑囊炎。

二、诊断要点

（1）起病缓慢，肘外侧疼痛，逐渐加重。

（2）拧毛巾、扫地、端壶倒水时疼痛加重，前臂无力，甚至持物落地。

（3）肱骨外上髁及肱桡关节间隙处有明显压痛点。

（4）腕伸肌紧张试验阳性。

（5）前臂伸肌腱牵拉试验阳性：将患肘伸直，腕部屈曲，前臂旋前时，外上髁处出现疼痛。

（6）X线片多阴性，偶见肱骨外上髁处骨质密度增高的钙化阴影或骨膜肥厚影像。

三、治疗

1. 理筋手法

（1）先用拇指在肘部痛点处及周围作弹拨、分筋手法。

（2）术者一手由背侧握住腕部，另一手掌心顶托肘后部，拇指按压在肱桡关节处，握腕部之手使桡腕关节掌屈，并使肘关节作屈、伸交替动作。

（3）同时另一手于肘关节由屈曲变伸直时在肘后部向前顶推，使肘关节过伸，肱桡关节间隙加大，如有粘连，可撕开桡侧腕伸肌之粘连。

2. 药物治疗

表 8－18　肱骨外上髁炎药物治疗

	治　法	方　药
内服药	养血荣筋、舒筋活络	活血汤、舒筋汤
外用药		海桐皮汤熏洗，外敷定痛膏

3. 物理疗法

超短波、磁疗、蜡疗、光疗、离子透入疗法一减轻疼痛、促进炎症吸收。

4. 针灸疗法

（1）以压痛点及周围取穴，隔日一次。

（2）用梅花针叩打患处，再加拔火罐，3～5天一次。

5. 小针刀疗法

局麻后患侧伸肘位→术者左手拇指在桡骨粗隆处将肱桡肌拨向外侧→将小针刀沿肱桡肌内侧缘刺入，直达肱桡关节滑囊和骨面→做切开剥离2～3针刀→无菌纱布覆盖针孔→患肘屈伸数次。

6. 水针疗法

（1）2%盐酸普鲁卡因2ml加醋酸泼尼松龙12.5mg做痛点封闭，每周一次，连续3次。

（2）当归注射液2ml作痛点注射，隔日一次，10次为一疗程。

思考题

1. 肱骨外上髁炎的临床表现有哪些？

2. 肱骨外上髁炎理筋手法有哪些？

3. 肱骨外上髁炎其他治疗方法有哪些？

第五节　腕部筋伤

腕部扭挫伤

【考点重点点拨】

1. 掌握：腕部扭挫伤的诊断、理筋手法治疗。

2. 熟悉：腕部扭挫伤的鉴别诊断及药物治疗。

一、概述

跌仆、用力过猛→腕部过度背伸、掌屈及旋转
直接暴力→直接暴力打击作用于腕部 } 腕部韧带、筋膜、关节囊损伤或撕裂→瘀肿疼痛→功能障碍

二、诊断要点

（1）有明显外伤史腕部疼痛肿胀、压痛，活动受限。

（2）伴桡侧副韧带损伤：桡骨茎突疼痛和压痛。

（3）伴尺侧副韧带损伤：尺骨茎突疼痛和压痛。

（4）伴腕背侧韧带损伤：腕掌屈时疼痛。

（5）腕掌侧韧带损伤：腕背伸时疼痛。

（6）伴下尺桡关节韧带损伤：腕部酸痛无力，尺骨小头异常突起，按之有浮动感。

三、鉴别诊断

表 8 - 19　腕部扭挫伤、无移位的桡骨远端骨折与无移位的腕舟骨骨折鉴别

	共 同 点	不 同 点
腕部扭挫伤	三者均有腕部肿胀疼痛功能障碍	腕关节 X 线片多无明显异常
无移位的桡骨远端骨折		肿胀多不明显，压痛局限在桡骨远端，腕关节 X 线片可帮助明确诊断
无移位的腕舟骨骨折		肿胀压痛局限在阳溪穴处，腕关节斜位 X 线片可明确诊断

四、治疗

1. 理筋手法

（1）先在腕部肿痛处作抚摩、揉、捏等手法→拿住拇指及第一掌骨，自外向里摇晃 6～7 次→拔伸、屈腕。

（2）按上法依次拔伸 2～5 指。

（3）将腕关节背伸。

（4）依肌腱走行理顺筋络数次。

2. 药物治疗

表 8 – 20　腕部扭挫伤药物治疗

分期	治 法	内 服 药	外 用 药
初期	散瘀消肿止痛	七厘散、活血止痛胶囊	三色敷药
后期	消肿和络	舒筋丸	海桐皮汤

3. 固定方法

损伤较重者，用两块夹板将腕关节固定于功能位 2 周。去除固定后，可用弹力护腕保护。

思考题

1. 腕部扭挫伤的临床表现有哪些？

2. 腕部扭挫伤需与哪些疾病相鉴别？

3. 腕部扭挫伤理筋手法有哪些？

桡侧腕伸肌腱周围炎

【考点重点点拨】

1. 掌握：桡侧腕伸肌腱周围炎的诊断、理筋手法治疗。

2. 熟悉：局部解剖特点、药物治疗及固定方法。

一、概述

1. 解剖结构

（1）前臂桡侧伸肌群包括桡侧腕长伸肌腱、桡侧腕短伸肌腱、拇长展肌、拇短伸肌。

（2）在前臂背侧中下 1/3 处，拇长展肌、拇短伸肌从桡侧腕长伸肌、桡侧腕短伸肌上面斜行跨过，两者交叉重叠，该处没有腱鞘，仅有一层疏松的腱膜覆盖。

2. 发病机制

在桡侧腕长、短伸肌将腕关节固定于背伸位时→用力握物或提重物

→交叉重叠的拇长展肌、拇短伸肌下相互摩擦→引起腱膜组织的急性炎症反应→桡侧腕伸肌腱及其周围筋膜的损伤。

二、诊断要点

（1）多见于青壮年，起病快，有明显的劳损史。

（2）前臂桡背侧下1/3处桡侧腕伸肌腱条索状肿胀、疼痛，压痛明显；腕部活动受限。

（3）患者握拳，腕关节强力伸屈，疼痛加重，可有摩擦感或捻发音。

三、治疗

1. 理筋手法

（1）助手握患肢前臂上端，术者一手握拇指，与助手相对拔伸牵引。

（2）用另一手拇指沿桡侧腕伸肌腱自下而上反复用推法，直至桡腕关节活动时捻发音减轻或消失。

（3）肿胀消退后作拿捏和理顺手法。

2. 药物治疗

表 8-21　桡侧腕伸肌腱周围炎药物治疗

	治　　法	方　　药
内服药	祛瘀消肿、舒筋止痛	舒筋丸
外用药		海桐皮汤熏洗，外敷消炎止痛膏

3. 固定方法

（1）肿痛严重者用硬纸板或夹板两块固定腕关节 1~2 周。

（2）捻发音消失后去除外固定。

思考题

1. 桡侧腕伸肌腱周围炎的临床表现有哪些？

2. 桡侧腕伸肌腱周围炎理筋手法有哪些？

腕三角软骨损伤

【考点重点点拨】

1. 掌握：腕三角软骨损伤的诊断、理筋手法治疗。

2. 熟悉：腕三角软骨损伤的鉴别诊断、药物治疗及固定方法。

一、概述

1. 解剖结构

（1）腕三角软骨是纤维软骨组织，略呈三角形，其基底边附着于桡骨远端关节面尺切迹的边缘，软骨尖端附着于尺骨茎突基底部；腕三角软骨边缘较厚，掌侧缘和背侧缘均与腕关节囊相连，中央较薄，呈膜状，容易破裂。

（2）腕三角软骨横隔于桡腕关节与桡尺远侧关节之间，将两关节腔完全分开，具有稳定桡尺远侧关节，增加关节活动和缓冲的作用，并限制前臂过度旋转。

2. 发病机制

过度扭转
长期劳损 } 三角软骨损伤或破裂

外伤重者→掌背侧韧带撕裂、桡尺远侧关节脱位、桡骨远端骨折

二、诊断要点

（1）外伤史。

（2）腕关节尺侧或桡尺远侧关节处肿胀疼痛。

（3）腕屈伸旋转时疼痛加重，活动受限，握力下降。

（4）尺骨小头向背侧翘起桡尺远侧关节不稳。

（5）腕三角软骨挤压试验阳性，即腕关节尺偏，并作纵向挤压，引起局部疼痛。

（6）腕关节作快速的伸屈旋转可发出弹响声。

（7）并发桡尺远侧关节韧带撕裂或断裂时，可见尺骨小头活动度增大，X线可见桡尺远侧关节间隙增宽。

三、鉴别诊断

表 8 - 22　腕三角软骨损伤与月骨无菌性坏死鉴别

	共　同　点	不　同　点
腕三角软骨损伤	两者均有外伤史及疼痛、肿胀、功能障碍	腕关节尺侧或桡尺远侧关节处肿胀疼痛
月骨无菌性坏死		压痛点在腕关节正中

四、治疗

1. 理筋手法

（1）患者正坐，掌心朝下，术者先行相对拔伸。

（2）将腕关节环转摇晃 6～7 次。

（3）揉捏、挤压桡骨远端和尺骨小头的侧方以复位。

（4）将桡尺远侧关节捺正，保持稳定的位置。

2. 药物治疗

表 8 - 23　腕三角软骨损伤药物治疗

分期	治法	内服药	外　用　药
初期	祛瘀消肿	七厘散	三色敷药、消瘀止痛膏
后期	温经止痛	补筋丸	海桐皮汤

3. 固定方法

（1）损伤初期，手法捺正下尺桡关节后，将腕关节固定于功能位 4～6 周。

（2）损伤中、后期如症状加重，可作短期的固定制动。

4. 练功活动

在无痛的情况下，逐步进行功能活动。

思考题

1. 腕三角软骨损伤的临床表现有哪些？

2. 腕三角软骨损伤需与哪些疾病相鉴别？

3. 腕三角软骨损伤理筋手法有哪些？

腱 鞘 囊 肿

【考点重点点拨】

1. 掌握：腱鞘囊肿的诊断、理筋手法及针灸治疗。

2. 熟悉：腱鞘囊肿的其他治疗方法。

一、概述

发病原因：劳损，关节囊、韧带、腱鞘中的结缔组织营养不良，退行性变。

二、诊断要点

（1）最常见于腕部，腕舟骨及月骨关节的背侧，拇长伸肌腱及指伸肌腱之间，也可见于踝关节背部和腘窝部。

（2）起势快，增长缓慢，多无自觉疼痛，少数有局部胀痛。

（3）局部见一半球形隆起，肿物突出皮肤，表面光滑，皮色不变，触之有囊性感，与皮肤不相连，周围境界清楚，基底固定或推之可动，压痛轻微或无压痛。

（4）部分患者囊肿经长期慢性炎症刺激，囊壁肥厚变硬，甚至像软骨。

三、治疗

1. 理筋手法

（1）发病时间短，囊壁较薄，囊性感明显者可用按压法挤破囊肿。

（2）捏破后局部按摩，以便囊内液体充分流出，散于皮下，使之逐渐减少或消失。

2. 药物治疗

囊壁已破，囊肿变小，局部肥厚者，擦茴香酒或展筋丹，或者贴万应宝珍膏，并用绷带加压包扎 2～3 天，使肿块消散。

3. 针灸治疗：用三棱针直刺入囊肿内，起针后挤出内容物，或用围针刺法。

4. 手术治疗

思考题

1. 腱鞘囊肿的临床表现有哪些？
2. 腱鞘囊肿理筋手法有哪些？
3. 腱鞘囊肿如何针灸治疗？

桡骨茎突狭窄性腱鞘炎

【考点重点点拨】

1. **掌握**：桡骨茎突狭窄性腱鞘炎的诊断、理筋手法及针灸治疗。
2. **熟悉**：桡骨茎突狭窄性腱鞘炎的发病机制及其他治疗方法。

一、概述

（1）易发人群：多见于中年妇女。

（2）桡骨茎突腱鞘是拇长展肌腱和拇短伸肌腱的共同腱鞘。

（3）发病机制：劳损→腱鞘损伤性炎症→纤维管充血、水肿、鞘壁增厚、管腔变窄、肌腱变粗→肌腱在管腔内滑动困难。

二、诊断要点

（1）多见于中年妇女，发病缓慢。

（2）腕部桡侧疼痛，提物乏力。

（3）桡骨茎突处有隆起，或可有结节。

（4）桡骨茎突及第一掌骨基底部之间有压痛。

（5）部分患者局部微红、微肿、微热，疼痛可放射至手部。

（6）握拳试验（Finkel – Stein 征）阳性。

三、治疗

1. 理筋手法

（1）于腕部桡侧疼痛处及周围作上下来回的按摩、揉捏。

（2）按压手三里、阳溪、合谷等穴，并弹拨肌腱4~5次。

（3）在轻度拔伸下缓缓旋转及伸屈腕关节。

（4）用右手拇、示指捏住患手拇指末节，向远端拉伸，以舒筋解粘，疏通狭窄。

（5）用轻手法再按摩患处一次，每日或隔日一次。

2. 药物治疗

表8-24　桡骨茎突狭窄性腱鞘炎药物治疗

	治 法	方 药
内服药	调养气血、舒筋活络	桂枝汤加当归、首乌等
外用药		海桐皮汤熏洗

3. 针灸治疗

以阳溪为主穴，配合谷、曲池、手三里、列缺、外关等，得气后留针15分钟，隔日一次。

4. 小针刀疗法

（1）小针刀切口和桡动脉呈平行刺入，在鞘内纵行疏剥（切勿损伤桡动脉和神经支）。

（2）病情严重者可刺穿腱鞘使刀口接触骨面，刀身倾斜，将腱鞘从骨面剥离铲起，出针。

（3）按压针孔至不出血为止。

5. 腱鞘松解术

（1）以上方法未见疗效者，在局麻下纵行切开腕背韧带和腱鞘（不缝合），解除对肌腱的卡压，缝合皮肤切口。

（2）有时拇长展肌与拇短伸肌腱各有一个腱鞘，此种解剖变异，术中应探察清楚。

思考题

1. 桡骨茎突狭窄性腱鞘炎的临床表现有哪些？

2. 桡骨茎突狭窄性腱鞘炎理筋手法有哪些？

3. 桡骨茎突狭窄性腱鞘炎如何针灸治疗？

腕管综合征

【考点重点点拨】

1. 掌握：腕管综合征的诊断、理筋手法及针灸治疗。

2. 熟悉：腕管的局部解剖，腕管综合征的鉴别诊断及其他治疗方法。

一、概述

（1）腕管：掌侧的腕横韧带与腕骨所构成的骨－韧带隧道。

（2）腕管内容 { 正中神经
拇长屈肌腱
4个手指的指深屈肌、指浅屈肌肌腱

（3）发病机制：腕部外伤、慢性劳损→腕横韧带增厚

腕管内有脂肪瘤、腱鞘 } 管腔内压力增高→正中神经受压→手指麻痛
囊肿→管内腔缩小　　　　　　　　　　　　　　　　　乏力

二、诊断要点

（1）桡侧3个半手指麻木、刺痛或烧灼样痛。

（2）握力减弱，拇指外展、对掌无力。

（3）夜间、晨起或劳累后加重，劳动或甩手后减轻。

（4）寒冷季节患指可有发冷、发绀等改变。

（5）病程长者大鱼际肌萎缩。

（6）患指感觉减退，出汗减少，皮肤干燥粗糙。

（7）屈腕压迫试验阳性：腕关节掌屈同时压迫正中神经1分钟，患指症状加重。

（8）叩击试验阳性：叩击腕横韧带之正中神经，患指症状加重。

（9）肌电图：大鱼际神经变性。

三、鉴别诊断

表8-25 腕管综合征、颈椎病与多发性神经炎鉴别

	相同点	不 同 点
腕管综合征	三者均有手指麻痛乏力	屈腕压迫试验阳性、叩击试验阳性
颈椎病		有颈部症状，前臂也有痛觉，腱反射异常
多发性神经炎		多为双侧，正中神经、尺神经、桡神经均受累，呈手套状感觉麻木区

四、治疗

1. 理筋手法

（1）按压、揉摩外关、阳溪、鱼际、合谷、劳宫及痛点等穴。

（2）将患手在轻度拔伸下，缓缓旋转、屈伸腕关节数次。

（3）左手握住腕上，右手拇、示二指捏住患手拇、示、中、环指末节，向远心端拔伸，以发生弹响为佳。

（4）以上手法每日一次。

2. 药物治疗

表8-26 腕管综合征药物治疗

	治 法	方 药
内服药	祛风通络	大活络丹
外用药		外贴宝珍膏或万应膏，八仙逍遥汤熏洗患手

3. 针灸治疗

取阳溪、外关、合谷、劳宫等，得气后留针15分钟，每日或隔日1次。

4. 练功活动

练习手指、腕关节的屈伸及前臂的旋转活动→防止废用性肌萎缩和粘连。

5. 手术治疗

症状严重的患者，保守治疗无效时→可切开腕横韧带→缓解压迫。

思考题

1. 腕管综合征的临床表现有哪些？
2. 腕管综合征理筋手法有哪些？
3. 腕管综合征如何针灸治疗？

第六节　手指筋伤

指间关节扭挫伤

【考点重点点拨】

1. 掌握：指间关节扭挫伤的诊断、理筋手法。
2. 熟悉：指间关节扭挫伤的药物治疗。

一、概述

外伤→手指过度伸屈或侧偏→指关节伸屈肌腱、侧副韧带、关节软骨损伤。

二、诊断要点

（1）明显的外伤史。

（2）指间关节肿胀、剧痛，几乎强直于伸直位。

（3）患指关节明显压痛。

（4）被动侧向活动时疼痛加重。

（5）侧副韧带断裂或关节囊撕裂则指间关节不稳，有侧向异常活动。

三、治疗

1. 理筋手法

（1）拉宽关节间隙→将卷曲的筋膜舒顺。

（2）轻揉、伸屈、微微旋转患指→滑利关节。

（3）侧副韧带断裂者，顺韧带的方向轻轻推压，将分离的组织推回原位。

（4）局部推揉按摩，以舒适轻松为度。

2. 药物治疗

表 8－27 指间关节扭挫伤药物治疗

	治 法	方 药
内服药	活血祛瘀，消肿止痛	七厘散
外用药		海桐皮汤熏洗

3. 固定治疗

（1）有小骨片撕脱者，将患指近侧指间关节尽量屈曲，远侧指间关节过伸位固定 4~6 周。

（2）伸指肌腱断裂者，可手术缝合。

4. 练功活动

解除固定后，锻炼手指的屈伸功能，循序渐进，以不痛为度，禁止被动猛烈屈伸。

思考题

1. 指间关节扭挫伤的临床表现有哪些？

2. 指间关节扭挫伤理筋手法有哪些？

3. 指间关节扭挫伤如何固定治疗？

指伸肌腱、指屈肌腱断裂

【考点重点点拨】

1. 掌握：指伸肌腱、指屈肌腱断裂的诊断、固定疗法。

2. 熟悉：局部解剖特点及指伸肌腱、指屈肌腱断裂的药物治疗。

一、概述

1. 解剖结构

（1）指伸肌腱抵止于末节指骨的基底部背面，在近侧指间关节的背面。

（2）分为中央束和两侧束，并有骨间肌和蚓状肌的肌腱加入侧束，形成腱帽。

（3）指深屈肌腱止于末节指骨基底部的掌侧面。

（4）指浅屈肌腱止于中节指骨干的掌侧面。

2. 机制

锐器切割
暴力冲击→指伸、屈肌腱强烈收缩 } 指伸、屈肌腱断裂

二、诊断要点

1. 指伸肌腱断裂
①有明显外伤史
②在掌指关节近端断裂，掌指关节不能伸直，指间关节仍可伸直
③中央束断裂，近侧指间关节不能伸直，远侧指间关节被侧腱束拉成过伸畸形
④在远侧指间关节断裂时，末节手指下垂屈曲畸形，不能主动伸直→"锤状指"

2. 指屈肌腱断裂
①有明显外伤史
②指深屈肌腱断裂时，指深屈肌试验阳性→固定近侧指间关节，末节不能屈曲
③指浅屈肌腱断裂时，指浅屈肌试验阳性→固定其他3手指于伸直位，患指近节不能屈曲
④指浅、深屈肌腱断裂时，上述两试验手指关节均不能屈曲

三、治疗

1. 手术治疗

（1）新鲜的手指肌腱完全断裂者，力争一期手术缝合。

（2）晚期由于肌腱断裂的粘连及断端的回缩，手术困难增加。

2. 固定疗法

（1）闭合性手指远节伸肌腱全断者，术后将患指近侧指骨间关节尽量屈曲，远侧指骨间关节过伸位固定 4~6 周。

（2）指浅、深屈肌腱全断者，术后将患指固定于屈曲位 4~6 周。

（3）手指肌腱部分断裂者，可按上述方法适当固定。

3. 药物治疗

表 8-28　指伸肌腱、指屈肌腱断裂药物治疗

分期	治　法	内服药	外用药
初期	活血祛瘀，消肿止痛	七厘散	
后期	行气活血，消肿活络	麻桂温经汤	海桐皮汤熏洗

4. 练功活动

解除制动后，练习手指的伸屈活动，一周后逐渐加大活动量。

思考题

1. 指伸肌腱、指屈肌腱断裂的临床表现有哪些？

2. 指伸肌腱、指屈肌腱断裂固定方法有哪些？

3. 指伸肌腱、指屈肌腱断裂如何药物治疗？

指屈肌腱腱鞘炎

【考点重点点拨】

1. 掌握：指屈肌腱腱鞘炎的诊断、理筋及针刀疗法。

2. 熟悉：指屈肌腱腱鞘炎的发病机制。

一、概述

（1）解剖结构：指屈肌腱腱鞘是掌骨颈和掌指关节掌侧的浅沟与鞘状韧带组成的骨性纤维管，拇长屈肌腱、指深、浅屈肌腱分别从各相应的管内通过，进入拇指和各指。

（2）发病机制：手指经常屈伸 局部过劳或受凉 长期用力握持硬物 → 局部充血、水肿、纤维管变性，管腔狭窄，屈指时，肌腱膨大部分通过狭窄的纤维管，便出现扳机样的弹跳动作，并伴有弹响声

（3）别名：也称"弹响指"、"扳机指"。

二、诊断要点

（1）初起患指不能伸屈，用力伸曲时疼痛，并出现弹跳动作。

（2）晨起、劳动后或遇冷后症状加重，活动后或热敷后症状减轻。

（3）掌骨头的掌侧面明显压痛，并可摸到米粒大的结节。

（4）压住此结节，再嘱患者作充分的屈伸活动时，有明显疼痛，并感到弹响由此发出。

（5）严重者患指屈曲后因痛不能自行伸直，须健手帮助伸直。

三、治疗

1. 理筋手法

（1）作按揉弹拨、横向推动、纵向拨筋等动作。

（2）最后握住患指末节向远端迅速拉开，如有弹响声则效果较好。每日或隔日作一次。

2. 针灸治疗

取结节部及周围痛点针刺，隔日一次。

3. 小针刀疗法

（1）局麻后，用小针刀平行于肌腱方向刺入结节部。

（2）沿肌腱走行方向作上下挑割，不要向两侧偏斜，否则可损伤

肌腱、神经和血管。

（3）如弹响已消失，手指活动恢复正常，则表示已切开腱鞘。

（4）创口小者可不缝合，以无菌纱布加压包扎。

思考题

1. 指屈肌腱腱鞘炎临床表现有哪些？

2. 指屈肌腱腱鞘炎理筋手法有哪些？

3. 指屈肌腱腱鞘炎如何进行针刀治疗？

第七节　髋部筋伤

髋部扭挫伤

【考点重点点拨】

1. 掌握：髋部扭挫伤的诊断、理筋及药物疗法。

2. 熟悉：髋部扭挫伤发病机制。

一、概述

髋关节过度屈曲、伸直、内收或外展姿势
间接暴力或直接暴力使髋关节扭挫 $\Bigg\}\Longrightarrow$ $\begin{cases} 髋部周围的肌肉、韧 \\ 带和关节囊撕裂、水 \\ 肿 \rightarrow 患髋疼痛、肿胀、 \\ 功能障碍 \end{cases}$

二、诊断要点

（1）外伤、过度运动史。

（2）患髋疼痛、肿胀、功能障碍，活动时加重，休息时减轻。

（3）患肢不敢负重行走，呈保护性姿势，如跛行、拖拉步态。

（4）患侧腹股沟处有明显压痛，股骨大转子后方压痛。

（5）髋关节各方向被动活动时疼痛加重。

（6）偶有患肢外观变长。

（7）托马斯征可阳性。

（8）X线检查多无异常。

三、治疗

1. 理筋手法

（1）患者俯卧位，术者在髋部痛点按压揉摩。

（2）患者仰卧位，术者在髋部痛处做按摩揉拿等理筋活络手法。

（3）手握膝使其屈髋屈膝边摇转边下压，并外展外旋伸直下肢数次，可使嵌顿的圆韧带或关节囊松解，消除肌肉痉挛，恢复髋关节活动度。

2. 药物治疗

表8-29　髋部扭挫伤药物治疗

分期	治　法	内服药	外用药
初期	活血祛瘀、消肿止痛、舒筋活络	桃红四物汤、舒筋丸	消肿止痛膏
后期	活血舒筋止痛		海桐皮汤

思考题

1. 髋部扭挫伤临床表现有哪些?

2. 髋部扭挫伤理筋手法有哪些?

髋关节暂时性滑膜炎

【考点重点点拨】

1. 掌握：髋关节暂时性滑膜炎的诊断、理筋手法。

2. 熟悉：局部解剖特点及髋关节暂时性滑膜炎的鉴别诊断。

一、概述

（1）易发人群：多见于 10 岁以下儿童。

（2）概念：是一种非特异性炎症引起的短暂的以急性髋关节疼痛、肿胀、跛行为主的病症。

（3）别名：也称为一过性滑膜炎、单纯性滑膜炎、急性短暂性滑膜炎、小儿髋关节扭伤、小儿髋关节半脱位、髋掉环等。

（4）解剖特点：儿童股骨头尚未发育成熟，髋关节活动度大，关节囊比较松弛。

（5）发病机制：髋部过度外展、外旋，股骨头被从髋臼内拉出一部分→关节腔内负压→髋关节内侧松弛的关节滑膜被吸入关节腔内→股骨头恢复到原来位置时部分滑膜嵌顿在关节腔内→髋关节短暂的急性肿痛及渗液的滑膜炎。

二、诊断要点

（1）起病急骤，多有外伤史。

（2）髋关节疼痛、肿胀、跛行，可伴大腿内侧及膝关节疼痛。

（3）髋节囊前方及后方均可有压痛。

（4）髋关节处于屈曲、内收、内旋位，被动内旋、外展及伸直活动受限，且疼痛加剧，有不同程度的内收肌痉挛。

（5）骨盆倾斜，双下肢不等长。

（6）X 线片检查见髋关节囊阴影膨隆，关节腔积液严重时见股骨头向外侧移位，关节间隙增宽，无骨质破坏。

（7）髋关节穿刺检查：穿刺液透明，细菌培养阴性，关节囊滑膜组织检查为非特异性炎症变化。

（8）实验室检查：白细胞计数和血沉均正常，结核菌素试验阴性，抗链球菌溶血素"O"在正常范围。

三、鉴别诊断

表 8 - 30　髋关节暂时性滑膜炎、髋关节滑膜结核、化脓性髋关节炎、风湿热合并髋关节炎、股骨头缺血性坏死鉴别

	相同点	不 同 点
髋关节暂时性滑膜炎	均有髋部疼痛、肿胀、功能障碍	①髋关节穿刺检查：穿刺液透明，细菌培养阴性 ②实验室检查：白细胞计数和血沉均正常，结核菌素试验阴性，抗链球菌溶血素"O"在正常范围
髋关节滑膜结核		①有明显结核中毒症状 ②髋关节屈曲挛缩试验阳性 ③晚期发展为骨关节结核，骨质破坏明显
化脓性髋关节炎		①起病急、高热、寒战，白细胞总数及中性粒细胞升高，血沉加快，可有败血症症状 ②关节穿刺抽出脓性液体，细菌培养出化脓菌
风湿热合并髋关节炎		①多发性、游走性关节痛伴高热，关节症状重 ②血沉加快，抗链球菌溶血素"O"升高
股骨头缺血性坏死		X 线片显示股骨头骨骼密度增高或碎裂，股骨颈变短而宽

四、治疗

1. 理筋手法

（1）患儿仰卧位，术者立于患侧，先用拇指轻柔弹拨患髋股内收肌群，以缓解肌肉痉挛。

（2）手虎口压在腹股沟处，另一手握住小腿下端，将此下肢拔伸环绕摇晃髋关节。

（3）将患侧踝部挟于腋下，在拔伸牵引下尽量屈曲，使膝靠近胸部，足跟接近臀部。

（4）作屈髋、内收、内旋患肢，同时缓缓将伤肢伸直。

（5）若患肢变短者，作屈髋外展外旋手法。

（6）检查双下肢是否等长，骨盆不倾斜者症状可立即消失。仍有残留症状者，可再施手法一次。

2. 药物治疗

一般不必服药，可在腹股沟部用活血消肿止痛中药热敷。

思考题

1. 髋关节暂时性滑膜炎的临床表现有哪些？
2. 髋关节暂时性滑膜炎需与哪些疾病相鉴别？
3. 髋关节暂时性滑膜炎理筋手法有哪些？

第八节　膝部筋伤

膝关节组成 { ①股骨内、外侧髁 ②胫骨平台 ③髌骨

膝关节的韧带和肌肉 { ①膝关节侧方有内、外侧副韧带 ②膝关节之中有前、后交叉韧带 ③膝关节间隙有内、外侧半月板 ④膝关节前方有股四头肌 ⑤膝关节后方有腘肌、股二头肌

膝关节侧副韧带损伤

【考点重点点拨】

1. 掌握：膝关节侧副韧带损伤的诊断、理筋手法。
2. 熟悉：局部解剖特点及膝关节侧副韧带损伤的其他治疗方法。

一、概述

1. 膝关节内侧副韧带 { ①起于胫骨内髁的内侧面，分深、浅两层，上窄下宽呈扇状 ②其深部纤维与关节囊及内侧半月板相连 ③具有限制膝关节外翻和外旋的作用

— 173 —

2. 膝关节外侧副韧带 { ① 起于股骨外髁结节，下止于腓骨小头
② 为束状纤维束
③ 具有限制膝关节内翻的作用

3. 暴力打击、重物压迫 { ① 于膝外侧→膝关节过度外翻、外旋→膝内侧间隙拉宽→内侧副韧带拉伤、撕裂或断裂
② 于膝内侧→膝关节过度内翻→膝外侧间隙拉宽→外侧副韧带拉伤、撕裂或断裂

4. 膝关节有生理性外翻角，膝外侧易受到暴力打击→内侧副韧带损伤多见。

5. 强大的旋转暴力→内侧副韧带完全断裂易合并内侧半月板和前交叉韧带的损伤→膝关节损伤三联症。

二、诊断要点

（1）明显的外伤史。

（2）膝关节肿胀、疼痛、皮下瘀斑，局部压痛明显。

（3）膝关节伸屈功能障碍。

（4）内侧副韧带损伤 { 膝关节呈半屈曲位，膝关节伸屈功能障碍
压痛点在股骨内上髁

（5）外侧副韧带损伤→压痛点在腓骨小头或股骨外上髁。

（6）膝关节侧方挤压试验阳性 { ① 内侧副韧带部分撕裂时，在膝伸直位小腿作膝内侧分离试验，膝关节无明显的外翻活动，但膝内侧疼痛加剧
② 内侧副韧带完全断裂时，可有异常的外翻活动
③ 外侧副韧带部分撕裂时，在膝伸直位小腿作膝外侧分离试验，膝关节无明显的内翻活动，但膝外侧疼痛加剧
④ 外侧副韧带完全断裂时，可有异常的内翻活动

（7）合并半月板或交叉韧带损伤者→关节内血肿。

（8）X线检查，在内、外翻应力下摄片，可见侧副韧带损伤处关节

间隙增宽，并注意有无骨折。

三、治疗

1. 理筋手法

（1）侧副韧带部分损伤者，在膝关节侧方痛点部位及其上下施以指揉法、摩法、擦法。

（2）再沿侧副韧带走行方向施以理筋手法。

（3）最后扶膝握踝，伸屈一次膝关节，以恢复轻微的错位，舒顺卷曲的筋膜。

（4）恢复后期可作局部按摩，解除粘连，恢复关节功能。

2. 药物治疗

表 8 - 31　膝关节侧副韧带损伤药物治疗

分期	治　法	内　服　药	外　用　药
初期	活血消肿、祛瘀止痛	桃红四物汤	消瘀止痛膏
后期	温经活血、壮筋活络	小活络丹	四肢损伤洗方、海桐皮汤

3. 固定方法

侧副韧带部分断裂者→用石膏托或超膝关节夹板固定膝关节于功能位 3~4 周。

4. 物理疗法

磁疗、蜡疗、光疗、热疗等，减轻疼痛、促进恢复。

5. 练功活动

外固定后作股四头肌舒缩活动，解除固定后练习膝关节的屈伸活动。

6. 手术治疗

侧副韧带完全断裂者，尽早手术修补，术后屈膝45°位石膏外固定，3 周后解除固定。

思考题

1. 膝关节侧副韧带损伤的临床表现有哪些?

2. 膝关节侧副韧带损伤理筋手法有哪些？

膝关节半月板损伤

【考点重点点拨】

1. **掌握：**膝关节半月板损伤的诊断、理筋手法。

2. **熟悉：**局部解剖特点及膝关节半月板损伤的其他治疗方法。

一、概述

1. 解剖要点

半月板是位于股骨髁与胫骨平台之间的纤维软骨，分内侧半月板和外侧半月板，分别位于膝关节的内、外侧间隙内。

内侧半月板
①较大，弯如新月，前后角间距较远，呈"C"形
②前角附着于胫骨髁间隆起的前方，在前交叉韧带附着点之前
③后角附着于胫骨髁间隆起和后交叉韧带附着点之间
④内侧半月板后半部分与内侧副韧带相连，固定的扭转外力易造成交界处损伤

外侧半月板
①稍小，前后角间距较近，近似"O"形
②前角附着于胫骨髁间隆起的前方，在前交叉韧带附着的后方
③后角附着于胫骨髁间隆起的后方
④外侧半月板不与外侧副韧带相连，因而外侧半月板活动度比内侧大
⑤外侧半月板常有先天性盘状畸形，称先天性盘状半月板。正常膝关节有轻度外翻，胫骨外侧髁负重较大，故外侧半月板承重大，易受损伤

撕裂性外力 $\begin{cases} ①膝关节半屈曲外展位时，股骨髁骤然内旋牵拉→内 \\ \quad 侧半月板撕裂 \\ ②膝关节半屈曲内收位时，股骨髁骤然外旋伸直→外 \\ \quad 侧半月板撕裂 \end{cases}$

研磨性外力→外侧半月板负重较大→加速退变→慢性撕裂损伤，分层断裂

2. 分型 $\begin{cases} ①边缘型撕裂 \\ ②前角撕裂 \\ ③后角撕裂 \\ ④水平撕裂 \\ ⑤纵行撕裂 \\ ⑥横行撕裂 \end{cases}$

二、诊断要点

急性损伤 $\begin{cases} ①多有外伤史 \\ ②伤后膝关节立即剧烈疼痛、关节肿胀、伸屈功能障碍 \end{cases}$

慢性期或无明显外伤史者 $\begin{cases} ①病程漫长，迁延不愈 \\ ②膝关节活动痛，以行走和上下坡时明显 \\ ③膝关节间隙处压痛 \\ ④伸屈膝关节时，膝部有弹响 \\ ⑤"绞锁征"→行走的情况下突发剧痛，膝关节不能伸 \\ \quad 屈状如绞锁，将患膝稍作晃动，即可缓解并恢复行走 \\ ⑥患侧股四头肌较健侧萎缩，以内侧头明显；回旋挤压 \\ \quad 试验阳性 \\ ⑦挤压研磨试验阳性 \\ ⑧关节空气造影、碘溶液造影、关节镜、CT、MRI 可协 \\ \quad 助诊断 \end{cases}$

三、治疗

1. 理筋手法

（1）急性损伤期：嘱患者仰卧，放松患肢，术者左拇指按摩痛点，右手握踝部，徐徐屈曲膝关节并内外旋转小腿，然后伸直患膝，可使局部疼痛减轻。

（2）慢性损伤期：每日或隔日作一次局部推拿，先用拇指按压关节边缘的痛点，然后在痛点周围作推揉拿捏，促进局部气血流通，使疼痛减轻。

2. 药物治疗

表 8－32　膝关节半月板损伤药物治疗

分期	治　　法	内　服　药	外　用　药
初期	活血化瘀、消肿止痛	桃红四物汤、舒筋活血汤	消瘀止痛膏
后期	温经通络止痛	健步虎潜丸（现为健步壮骨丸）、补肾壮筋汤、大活络丹	四肢损伤洗方、海桐皮汤

3. 固定疗法

急性损伤期，膝关节功能位固定 3 周。

4. 练功活动

（1）肿痛稍减后，应进行股四头肌舒缩锻炼，以防肌肉萎缩。

（2）解除固定后，可练习膝关节的伸屈活动和步行锻炼。

5. 手术治疗

经上述治疗迁延不见好转者，可考虑手术治疗，以防继发创伤性关节炎。

思考题

1. 简述膝关节半月板局部解剖。

2. 膝关节半月板损伤的临床表现有哪些？

3. 膝关节半月板损伤理筋手法有哪些？

膝关节交叉韧带损伤

【考点重点点拨】

1. 掌握：膝关节交叉韧带损伤的诊断、理筋手法。

2. 熟悉：局部解剖特点、损伤机制及膝关节交叉韧带损伤的其他治疗方法。

一、概述

1. 解剖特点
①交叉韧带位于膝关节之中，有前后两条，呈十字交叉，又名十字韧带→起稳定膝关节的作用
②前交叉韧带起于股骨髁间窝的外后部，向前内止于胫骨髁间隆起的前部→限制胫骨向前移位
③后交叉韧带起于股骨髁间窝的内前部，向后外止于胫骨髁间隆起的后部→限制胫骨向后移位

2. 严重暴力

（1）作用于小腿上端的后方→胫骨向前移位→前交叉韧带损伤→可伴有胫骨隆突撕脱骨折、内侧副韧带和内侧半月板损伤。

（2）作用于小腿上端的前方→胫骨向后移位→后交叉韧带损伤→可伴有膝后关节囊破裂、胫骨隆突撕脱骨折、外侧半月板损伤。

二、诊断要点

（1）明显外伤史。

（2）伤时自觉关节内有撕裂感。

（3）膝关节剧烈疼痛，迅速肿胀。

（4）膝关节呈半屈曲状态，活动障碍。

（5）抽屉试验阳性。

（6）X线、膝关节造影及关节镜检查可协助诊断。

三、治疗

1. 理筋手法

适应于损伤后期，以膝部和股四头肌部作按摩推拿手法，帮助膝关节作屈伸锻炼，改善膝关节屈伸功能活动度。

2. 药物治疗

表 8 – 33　膝关节交叉韧带损伤药物治疗

分期	治　法	内　服　药	外　用　药
初期	活血祛瘀、消肿止痛	补养肝肾、舒筋活络	消肿止痛膏或宝珍膏
后期	桃红四物汤、舒筋活血汤	补筋丸	

3. 固定方法

没有完全断裂的交叉韧带损伤，抽尽血肿后将患膝固定于屈膝20°~30°位6周，使韧带处于松弛状态，以便修复重建。

4. 练功活动

膝关节制动期间进行股四头肌舒缩锻炼，防止肌肉萎缩。解除固定后，可练习膝关节屈曲，并逐步练习扶拐行走。

5. 手术治疗

对于交叉韧带完全断裂或伴有半月板、侧副韧带损伤者，需手术治疗，全面处理。

思考题

1. 简述膝关节交叉韧带局部解剖。
2. 膝关节交叉韧带损伤的临床表现有哪些？
3. 膝关节交叉韧带损伤理筋手法有哪些？

膝关节创伤性滑膜炎

【考点重点点拨】

1. 掌握：膝关节创伤性滑膜炎的诊断、理筋手法。
2. 熟悉：膝关节创伤性滑膜炎发病机制及其他治疗方法。

一、概述

1. 膝关节滑膜面积广泛，并分泌滑液，滑利关节。其吸收营养，排除代谢产物，增加关节活动范围。

2. 急性创伤性滑膜炎

外力打击、扭伤关节附近骨折或手术 $\Rightarrow$ { 滑膜受伤产生大量滑液、滑膜破裂大量血液渗出→关节内压力增高，阻碍淋巴系统的循环→关节内酸性代谢产物堆积，关节液由碱性变成酸性→滑膜在长期的慢性刺激和炎性反应下增厚、纤维化→关节粘连→影响关节功能活动

3. 慢性损伤性滑膜炎

急性创伤性滑膜炎失治、慢性劳损→滑膜炎症渗出、关节积液

二、诊断要点

1. 急性滑膜炎 { ①有明显外伤史
②膝关节伤后肿胀、疼痛，呈膨胀性胀痛
③膝关节伸直或完全屈曲时胀痛难忍
④膝关节活动不利，跛行
⑤肤温可增高，按之有波动感
⑥浮髌试验阳性
⑦关节穿刺可抽出血性液体
⑧注意有无合并骨折、脱位及半月板的损伤

2. 慢性滑膜炎 { ①有劳损或膝关节疼痛史
②膝关节肿胀、疼痛、下蹲困难；上下楼梯疼痛加重
③劳累后加重，休息后减轻
④肤温正常
⑤浮髌试验阳性
⑥病程久股四头肌萎缩，滑囊壁增厚，触之有韧厚感
⑦关节穿刺可抽出淡黄色清亮渗出液

三、治疗

1. 理筋手法

（1）急性损伤期，应将膝关节伸屈 1 次，先伸直膝关节，然后充分屈曲，再自然伸直→可消散血肿，减轻疼痛。

（2）肿胀消退后手法以活血化瘀、消肿止痛、预防粘连为主。

（3）术者将患者髋、膝关节屈曲 90°，一手扶膝部，另一手握踝上，在牵引下摇晃膝关节 6~7 次。

（4）再将膝关节充分屈曲，再将其伸直。

（5）最后，在膝关节周围施以㨰法、揉捻法、散法、捋顺法等。

2. 药物治疗

表 8-34　膝关节创伤性滑膜炎药物治疗

	分期	治法	方药	加减
内服药	急性期	散瘀生新	桃红四物汤	
	慢性期	祛风燥湿、强壮肌筋	羌活胜湿汤、虎潜丸（现为壮骨丸）	寒邪偏胜者服乌头汤；风邪偏胜者服蠲痹汤
外用药	急性期	消瘀止痛	消瘀止痛膏	
	慢性期	通络止痛	万应宝珍膏、海桐皮汤	

3. 固定治疗

急性期将膝关节固定于伸直位 2 周，卧床休息，抬高患肢，禁止负重。

4. 练功活动

（1）膝关节制动期间，进行股四头肌的舒缩锻炼，防止肌肉萎缩。

（2）后期加强膝关节的伸屈锻炼。

5. 抽吸积液

思考题

1. 简述膝关节创伤性滑膜炎的发病机制。

2. 膝关节创伤性滑膜炎的临床表现有哪些？

3. 膝关节创伤性滑膜炎理筋手法有哪些？

髌骨软化症

【考点重点点拨】

1. 掌握：髌骨软化症的诊断、理筋手法。

2. 熟悉：髌骨软化症药物治疗方法。

一、概述

扭伤、劳损→髌股关节软骨磨损，退行性变→膝部乏力、疼痛，劳累后加重。

二、诊断要点

（1）劳损或扭伤史。

（2）膝部乏力、疼痛，髌后显著，劳累后加重，上下楼梯困难。

（3）膝部无明显肿胀，髌骨压痛，髌周挤压痛，髌骨活动时有粗糙的摩擦音。

（4）髌骨研磨试验阳性。

（5）挺髌试验阳性。

（6）下蹲试验阳性。

（7）X 线片早期无改变，中、后期可见髌骨边缘骨质增生，髌股关节面粗糙不平、软骨下骨硬化、囊样变，髌股关节间隙变窄。

三、治疗

1. 理筋手法

（1）患者仰卧，患肢伸直，股四头肌放松→术者用手掌轻轻按压髌骨体作研磨动作，以不痛为度，每次 5～10 分钟。

（2）用拇、示指扣住髌骨两侧，作上下捋顺→松解髌骨周围组织→减轻压力和刺激。

（3）在膝关节周围施以按法、揉捻法、捋顺法、散法等舒筋手法。

2. 药物治疗

表 8 - 35　髌骨软化症药物治疗

	治　法	方　药
内服药	补肝肾、温经通络止痛	健步虎潜丸（现为健步壮骨丸）、补肾壮筋汤
外用药	温经通络止痛	海桐皮汤熏洗

3. 固定方法

疼痛较重时一膝关节固定于伸直位制动。

4. 练功活动

加强股四头肌舒缩锻炼和髌周自我按摩。

思考题

1. 髌骨软化症的临床表现有哪些?
2. 髌骨软化症理筋手法有哪些?

第九节　踝部筋伤

踝关节扭挫伤

【考点重点点拨】

1. **掌握**：踝关节扭挫伤的诊断、理筋手法。
2. **熟悉**：踝关节局部解剖特点及固定方法。

一、概述

踝关节周围韧带：

（1）内侧副韧带 { 起于内踝
呈扇形止于足舟骨、胫骨前内侧和跟骨的载距突
内侧副韧带相对坚强，不易损伤

（2）外侧副韧带 $\left\{\begin{array}{l}\text{距腓前韧带}\\\text{跟腓韧带}\\\text{距腓后韧带}\end{array}\right\}$ 相对薄弱，容易损伤

（3）下胫腓韧带——保持踝穴间距，稳定踝关节

内翻扭伤 $\left\{\begin{array}{l}①跖屈内翻损伤多见→损伤距腓前韧带\\②单纯内翻损伤→损伤跟腓韧带\end{array}\right.$

外翻扭伤→较少发生→可引起下胫腓韧带撕裂

二、诊断要点

（1）明显外伤史

（2）内翻损伤 $\left\{\begin{array}{l}外踝前下方肿胀，压痛明显\\足作内翻动作时→外踝前下方发生剧痛\end{array}\right.$

（3）外翻损伤 $\left\{\begin{array}{l}内踝前下方肿胀，压痛明显\\足做外翻动作时→内踝前下方发生剧痛\end{array}\right.$

（4）严重扭伤怀疑韧带断裂或合并骨折脱位者，X 线检查可协助明确诊断

三、治疗

1. 理筋手法

（1）瘀肿严重者，手法宜轻。

（2）患者平卧，术者一手握住足跟，一手握住足尖，缓缓做踝关节的背伸、跖屈及内翻、外翻动作。

（3）两掌心对握内外踝，轻轻用力加压。

（4）由上而下理顺筋络，反复数次。

（5）按摩商丘、解溪、丘墟、昆仑、太溪、足三里等穴。

2. 药物治疗

表 8 - 36　踝关节扭挫伤药物治疗

分期	治　法	内　服　药	外　用　药
初期	活血祛瘀、消肿止痛	七厘散及舒筋丸	五黄散、三色敷药
后期	舒筋活络、温经止痛	小活络丹	四肢损伤洗方

3. 固定方法

①内翻损伤——外翻位固定 3 周左右

②外翻损伤——内翻位固定 3 周左右 }抬高患肢，限制行走

③韧带完全断裂者——固定 4~6 周

4. 练功活动

（1）固定期间：做足趾伸屈活动。

（2）解除固定后：锻炼踝关节的伸屈功能，并逐步练习走路。

思考题

1. 简述踝关节的局部解剖。

2. 踝关节扭挫伤的临床表现有哪些？

3. 踝关节扭挫伤理筋手法及固定方法有哪些？

跟 腱 损 伤

【考点重点点拨】

1. 掌握：跟腱损伤的诊断、理筋手法。

2. 熟悉：跟腱损伤的药物治疗及固定方法。

一、概述

跟腱——腓肠肌和比目鱼肌联合组成，止于跟骨→使踝关节跖屈。

（1）直接暴力（锐器割裂伤）→跟腱断裂。

（2）剧烈运动→小腿三头肌突然收缩→跟腱受到强烈牵拉→跟腱部分或完全断裂。

二、诊断要点

（1）有明显的外伤史。

（2）跟腱断裂时，可有断裂声。

（3）跟腱部疼痛、肿胀、压痛，有皮下瘀斑。

（4）足跖屈无力，活动受限，跛行，但由于足趾的屈肌和胫后肌腱的代偿，跖屈功能不一定完全丧失。

（5）完全断裂损伤，在断裂处可摸到凹陷空虚感，足背伸时更明显。

（6）跟腱近段由于小腿三头肌的收缩而向上回缩，在腓肠肌肌腹内可摸到隆起物。

（7）捏小腿三头肌试验阳性。

（8）跟腱部分撕裂损伤，各项症状均较轻。

三、治疗

1. 理筋手法——适用于跟腱部分撕裂损伤者。

将患足跖屈，在肿痛部位做较轻的按压、顺推，并在小腿三头肌肌腹处做按压揉拿，使肌肉松弛以减轻近段肌肉回缩，促进功能恢复。亦适用于手术后期。

2. 药物治疗

表 8 - 37   跟腱损伤药物治疗

分期	治　法	内　服　药	外　用　药
初期	活血祛瘀止痛	续筋活血汤、舒筋丸	
后期	补益肝肾，强壮筋骨	壮筋续骨丸	四肢损伤洗方、海桐皮汤熏洗

3. 固定方法

（1）跟腱部分撕裂损伤者：理筋手法后→用夹板或石膏托将踝关节固定于跖屈位 3~4 周。

（2）跟腱修补缝合术后，应用管型石膏将膝关节屈曲、踝关节跖屈位固定4~6周。

4. 手术治疗

适用于新鲜的跟腱完全性断裂损伤或开放性断裂损伤，宜早期施行手术修补缝合。

思考题

1. 简述跟腱损伤的原因。

2. 跟腱损伤的临床表现有哪些？

3. 跟腱损伤理筋手法及固定方法有哪些？

跟 痛 症

【考点重点点拨】

1. 掌握：跟痛症的诊断、治疗。

2. 熟悉：跟痛症的发病机制及鉴别诊断。

一、概述

1. 病因 ①中、老年肝肾不足
②久病体虚，气血衰少，筋脉懈惰
③久行久站，足底部皮肤、皮下脂肪、跖腱膜负担过重

2. 发病机制

跖腱膜的跟骨结节附着处发生慢性劳损，或骨质增生，炎症刺激引起疼痛。

二、诊断要点

1. 足跟部疼痛，行走加重。

2. 晨起或久坐后站立足跟疼痛加重，行走片刻后疼痛减轻，稍劳后疼痛加重。

3. 跟骨的跖面和侧面有压痛。

4. 若跟骨骨质增生较大时，可触及骨性隆起。

5. X 线摄片常见有骨质增生，但临床表现常与 X 线征象不符，不成正比，有骨质增生者可无症状，有症状者可无骨质增生。

三、鉴别诊断

表 8-38　跟痛症、足跟部软组织化脓感染、骨结核与骨肿瘤鉴别

	相 同 点	不 同 点
跟痛症		无局部红、肿、热、痛
足跟部软组织化脓感染	均有跟痛症状	局部有红、肿、热、痛，严重者有全身症状
骨结核		多发于青少年，局部微热，肿痛范围大
骨肿瘤		多有全身症状，实验室及放射检查可协助诊断

四、治疗

1. 理筋手法

按压、推揉跖腱膜的跟骨结节附着处→温运气血，使气血疏通，减轻疼痛。

2. 药物治疗

表 8-39　跟痛症药物治疗

	治 法	方 药	加 减
内服药	养血舒筋、温经止痛	当归鸡血藤汤	肾虚者治宜滋补肝肾、强壮筋骨，内服六味地黄丸、金匮肾气丸
外用药		八仙逍遥汤熏洗患足、熨风散作热熨	

思考题

1. 简述跟痛症的发病机制。

2. 跟痛症的临床表现有哪些？

3. 跟痛症如何用药物治疗？

第十节 腰部筋伤

腰部扭挫伤

【考点重点点拨】

1. 掌握：腰部扭挫伤的诊断、理筋手法治疗。
2. 熟悉：腰部扭挫伤的发病机制及鉴别诊断。

一、概述

腰部扭伤——间接暴力→腰肌筋膜、腰部韧带损伤、小关节错缝→疼痛、活动受限。

腰部挫伤——直接暴力 $\begin{cases} \text{肌肉挫伤、血脉破损、筋膜损伤→瘀血肿} \\ \text{胀、疼痛、活动受限} \\ \text{严重者可合并肾脏损伤→血尿合并肾挫伤} \end{cases}$

二、诊断要点

（1）明显的外伤史。

（2）腰部剧烈疼痛，呈持续性，深呼吸、咳嗽、喷嚏时疼痛加剧。

（3）患者两手撑腰，防止因活动而发生更剧烈的疼痛。

（4）活动后加剧，休息后缓解但不消除，遇寒冷加重。

（5）脊柱多呈强直位，腰部僵硬，腰肌紧张，生理前凸改变。

（6）严重者辗转困难，卧床难起。

（7）腰肌及筋膜损伤时 $\begin{cases} ①\text{腰部各方向活动均受限} \\ ②\text{棘突旁骶棘肌处、腰椎横突或髂嵴后} \\ \quad \text{部压痛} \end{cases}$

（8）棘上韧带、棘间韧带损伤时 $\begin{cases} ①\text{脊柱屈曲时疼痛加剧} \\ ②\text{棘突或棘突间压痛} \end{cases}$

（9）髂腰韧带损伤时 { ①屈曲旋转脊柱时疼痛加剧
②压痛点在髂嵴部与第5腰椎间三角区

（10）椎间小关节损伤时 { ①腰部被动旋转活动受限并疼痛加剧
②脊柱可有侧弯
③棘突可有偏歪，棘突两侧深处有压痛

（11）合并肾脏损伤者，可有血尿

（12）可出现反射性下肢痛

三、鉴别诊断

表 8－40　腰部扭挫伤与腰椎间盘突出症之下肢痛鉴别

	相 同 点	不 同 点
腰部扭挫伤	均可出现下肢痛	直腿抬高试验阳性，加强试验阴性
腰椎间盘突出症		直腿抬高试验阳性，加强试验阳性

四、治疗

1. 理筋手法

（1）患者俯卧，术者用两手在脊柱两侧的骶棘肌，自上而下进行按揉、拿捏手法，以松解肌肉的紧张、痉挛。

（2）接着按压揉摩阿是穴、腰阳关、命门、肾俞、大肠俞、次髎等穴，以镇痉止痛。

（3）最后术者用左手压住腰部疼痛点用右手托住患侧大腿，同时用力作反方向扳动，并加以摇晃拔伸数次。

（4）如腰两侧俱痛者，可将两腿同时向背侧扳动。

（5）在整个推拿过程中，痛点应作为施术重点区，急性期症状严重者可每日推拿一次，轻者隔日一次。

（6）对椎间小关节错缝或滑膜嵌顿者，用坐位脊柱旋转复位法。

（7）对患者不能坐位施术者，可斜扳法。

2. 药物治疗

表 8 – 41　腰部扭挫伤药物治疗

分　期	治　法	内　服　药	加　减	外用药
挫伤初期	活血化瘀	桃红四物汤加土鳖虫、血竭	兼便秘腹胀者，如体质壮实，可通里攻下，加番泻叶 10～15g 代茶饮	活血止痛类药膏
扭伤初期	行气止痛	续筋汤加枳壳、香附、木香		
后期	舒筋活络、补益肝肾	补肾壮筋汤		海桐皮汤熏洗

3. 物理疗法

超短波、磁疗、中药离子导入等→减轻疼痛、促进恢复。

4. 固定疗法

损伤初期宜卧硬板床休息，或佩戴腰围固定→减轻疼痛，缓解肌肉痉挛，防止进一步损伤。

5. 练功活动

损伤后期宜作腰部前屈后伸、左右侧屈、左右回旋等各种功能锻炼→促进气血运行，防止粘连，增强肌力。

思考题

1. 简述腰部扭挫伤的发病机制。

2. 腰部扭挫伤的临床表现有哪些？

3. 腰部扭挫伤如何理筋手法治疗？

第三腰椎横突综合征

【考点重点点拨】

1. 掌握：第三腰椎横突综合征的诊断、理筋手法治疗。

2. 熟悉：第三腰椎横突综合征的发病机制及鉴别诊断。

一、概述

1. 第三腰椎解剖特点
①居五个腰椎的中点，横突最长
②腰肌和腰方肌的起点，并有腹横肌、背阔肌的深部筋膜附着
③五个腰椎的活动中心，其活动度较大
④腰腹部肌肉收缩时，此处受力最大，易使肌肉附着处发生撕裂伤

2. 病因病机

急性损伤、慢性劳损→局部发生炎性肿胀、充血、渗出→周围瘢痕粘连，筋膜增厚，肌腱挛缩，骨膜、纤维组织、纤维软骨增生→腰痛。

刺激臀上皮神经→神经纤维可发生变性→伴臀部及腿部疼痛

二、诊断要点

（1）有腰部损伤史或慢性劳损史。

（2）腰部疼痛及同侧肌紧张或痉挛，活动时疼痛加剧。

（3）腰部及臀部弥散性疼痛，有时可向大腿后侧乃至腘窝处扩散。

（4）腰三横突处压痛明显，压迫该处时可引起同侧下肢反射痛，但痛不过膝。

（5）腰部功能多不受限。

（6）X线：一侧或双侧第三腰椎横突过长。

三、鉴别诊断

表 8-42　第三腰椎横突综合征、腰椎间盘突出症、腰骶关节扭挫伤与
臀上皮神经损伤鉴别

	相 同 点	不 同 点
第三腰椎横突综合征	均有不同程度的腰部疼痛	腰三横突处压痛明显，压迫该处时可引起同侧下肢反射痛，但痛不过膝
腰椎间盘突出症		脊柱侧弯，腰椎前凸消失；直腿抬高试验阳性；放射痛
腰骶关节扭挫伤		腰骶部疼痛
臀上皮神经损伤		臀上部压痛有条索状物

四、治疗

1. 理筋手法

（1）患者俯卧位，术者在脊柱两侧的骶棘肌、臀部及大腿后侧，以按、揉、推、㨰等手法理筋。

（2）按揉腰腿部的膀胱经腧穴，理顺腰、臀、腿部肌肉，缓解痉挛，缓解疼痛。

（3）用拇指及中指分别挤压弹拨按揉腰 3 横椎尖端两侧，剥离粘连、活血散瘀、消肿止痛。

2. 药物治疗

表 8 - 43　第三腰椎横突综合征药物治疗

	辨　证	治　法	方　药
内服药	肾阳虚	温补肾阳	补肾活血汤
	肾阴虚	滋补肾阴	知柏地黄丸、大补阴丸
	瘀滞型	活血化瘀、行气止痛	地龙散
	寒湿型	温经通络	独活寄生汤、羌活胜湿汤
	骨质增生		骨刺丸
外用药	消肿止痛膏		

3. 练功活动

（1）患者身体直立，两足分开，与肩同宽，两手叉腰，两手拇指向后挺压第三腰椎横突，进行按揉。

（2）旋转、后伸和前屈腰部，以利于疏通筋脉，放松腰肌，解除粘连，消除炎症。

思考题

1. 简述第三腰椎横突综合征的发生机制。

2. 第三腰椎横突综合征的临床表现有哪些？

3. 第三腰椎横突综合征如何理筋手法治疗？

腰椎间盘突出症

【考点重点点拨】

1. 掌握：腰椎间盘突出症的诊断、治疗方法。

2. 熟悉：局部解剖特点、腰椎间盘突出症的发病机制及鉴别诊断。

一、概述

1. 两个椎体之间由椎间盘相连接，构成脊椎骨的负重关节，为脊柱活动的枢纽。

2. 椎间盘组成

纤维环 { ①位于椎间盘的外周，为纤维软骨组织构成
②其前部紧密的附着于坚强的前纵韧带
③其后部最薄弱，较疏松的附着于薄弱的后纵韧带

髓核 { ①位于纤维环之内，为富有弹性的乳白色透明胶状体
②幼年时髓核组织呈半液体状态或胶冻样
③随着年龄的增长，其水分逐渐减少，纤维细胞、软骨细胞和无定型物质逐渐增加→髓核变成颗粒状和脆弱易碎的退行性组织

软骨板——位于椎间盘的上、下面，由透明软骨构成

3. 腰椎间盘的作用——具有很大的弹性，起着稳定脊柱、缓冲震荡等作用。

外因——扭伤或过劳
内因——椎间盘退变 } 纤维环破裂、髓核突出→刺激和压迫神经根→腰痛及下肢坐骨神经放射痛为特征的腰腿痛疾患

4. 好发部位——由于下腰部是全身应力的中点，负重及活动度大，损伤几率高，所以是腰椎间盘突出的好发部位（腰 4～5 椎间盘发病率最高，腰 5～骶 1 次之）

5. 症状分析 {
① 纤维环破裂时，突出的髓核压迫或挤压硬脊膜及神经根，是造成腰腿痛的根本原因
② 未压迫神经根时，只有后纵韧带受刺激，以腰痛为主
③ 若突破后纵韧带压迫神经根时，则以腿痛为主
④ 腰 4～5 和腰 5～骶 1 的椎间盘突出，引起下肢坐骨神经疼痛。初期神经根受到激惹，出现该神经支配区的放射痛、感觉过敏、腱反射亢进等征象，日久突出的椎间盘与神经根、硬膜发生粘连，长期压迫神经根，导致部分神经功能障碍，故除了反射痛外，尚有支配区放射痛、感觉减退、腱反射减弱甚至消失
}

6. 分型 {
① 侧突型 {
单侧突出者→髓核向后侧方突出→出现同侧下肢症状，多为一先一后，一轻一重，似有交替现象
两侧突出者→髓核自后纵韧带两侧突出→出现双下肢症状，多为一先一后，一轻一重，似有交替现象
}
② 中央型——髓核向后中部突出→压迫马尾神经，甚至同时压迫两侧神经根，出现马鞍区麻痹及双下肢症状
}

二、诊断要点

1. 主要症状

（1）腰痛和下肢坐骨神经放射痛。

（2）腰腿痛可因咳嗽、打喷嚏、用力排便等腹压增高时加剧。

（3）步行、弯腰时牵拉神经根，使疼痛加剧，腰前屈活动受限。

（4）屈髋屈膝、卧床休息可使疼痛减轻。

（5）病程长者，下肢放射痛部位感觉麻木、冷感、无力。

（6）中央型突出造成马尾神经压迫症状。

2. 主要体征

（1）腰部畸形。

（2）腰部压痛和叩痛。

（3）腰部活动受限。

（4）皮肤感觉障碍。

（5）肌力减弱或肌萎缩。

（6）腱反射减弱或消失。

3. 特殊检查

（1）直腿抬高试验阳性，加强试验阳性。

（2）屈颈试验阳性。

（3）仰卧挺腹试验与颈静脉压迫试验阳性。

（4）股神经牵拉试验阳性，为上位椎间盘突出的体征。

4. 辅助检查

（1）X 线摄片检查。

（2）脊髓造影检查。

（3）肌电图检查。

（4）CT、MRI 检查。

（三）鉴别诊断

表 8 – 44　腰椎间盘突出症、腰部扭挫伤、腰椎结核、增生性脊柱炎、妇科疾病（子宫内膜异位、痛经）、泌尿系统疾患（肾炎、肾下垂）鉴别

疾　病	症　状	体　征	X 线片
腰椎间盘突出症	①腰痛和下肢坐骨神经放射痛；②咳嗽、打喷嚏、用力排便时加剧，休息后减轻	脊柱侧弯，腰椎生理前凸消失，直腿抬高试验阳性，伴有下肢神经系统症状	脊柱侧弯，腰椎前凸消失，椎间隙变窄，左右不对称
腰部扭挫伤	腰部活动障碍，疼痛可放射至臀部和下肢	骶棘肌痉挛，脊柱活动受限，局限性压痛	多无病理改变
腰椎结核	①疼痛，有时晚上痛醒，活动时加重；②全身乏力、体重减轻、低热、盗汗	腰肌板样痉挛，脊柱活动受限，可有后凸畸形和寒性脓肿	椎间隙变窄，椎体边缘模糊不清，有骨质破坏。有寒性脓肿时，可见腰肌阴影增厚
增生性脊柱炎	①钝痛，劳累或阴雨天时加重；②晨间起床时腰部僵硬	脊柱伸屈受限	多数椎体边缘唇状增生，椎间隙稍变窄
妇科疾病（子宫内膜异位、痛经）	腰骶部疼痛，常与下腹部疼痛同时存在，并与月经期有明显关系	一般无明显腰部体征	多无病理改变
泌尿系统疾患（肾炎、肾下垂）	腰痛伴有尿频、尿急、尿血、脓尿或发热	一般无明显腰部体征	多无病理改变

（四）治疗

1. 理筋手法

（1）先用按摩法。

（2）推压法。

（3）㨰法。

（4）俯卧推髋扳肩法。

（5）俯卧推腰扳腿法。

（6）侧卧推髋扳肩法。

（7）侧卧推腰扳腿法。

（8）推扳法。

（9）牵抖法。

（10）㨰摇法。

以上手法可隔日1次，1个月为1个疗程。

2. 药物治疗

表 8 – 45　腰椎间盘突出症药物治疗

分　　期	治　　法	内　服　药
急性期或初期	活血舒筋	舒筋活血汤
慢性期或后期	补养肝肾、宣痹活络	补肾壮筋汤
兼风寒湿者	温经活络	大活络丹

3. 牵引治疗——骨盆牵引法

4. 练功活动

腰腿痛症状减轻后，应积极进行腰背肌的功能锻炼，可采用飞燕点水、五点支撑练功，经常后伸、旋转腰部，直腿抬高或压腿等动作，以增强腰腿部肌力，有利于腰椎的平衡稳定。

5. 手术治疗

（1）经上述治疗，绝大多数患者症状可缓解或完全消失，但可屡次发作，每次复发症状可加重，并持续较久，发作的间隔期可逐渐缩短。

（2）病程时间长，反复发作，症状严重者及中央型突出压迫马尾神经者，可手术治疗。可行椎板部分切除及髓核摘除术或经皮穿刺髓核汽化吸出及化学溶核术等。

（3）手术方式的选择，根据患者的病情、术者的经验及设备而定。

🅰 思考题

1. 简述腰椎间盘突出症的发病机制。
2. 详述腰椎间盘突出症诊断方法。
3. 腰椎间盘突出症治疗方法有哪些?

腰椎椎管狭窄症

【考点重点点拨】

1. 掌握：腰椎椎管狭窄症的诊断、治疗方法。
2. 熟悉：局部解剖特点、腰椎椎管狭窄症的发病机制及鉴别诊断。

一、概述

（1）概念：腰椎椎管狭窄症是指腰椎椎管、神经根管及椎间孔变形或狭窄并引起马尾及神经根受压而产生相应的临床症状。

（2）发病机制：先天性或发育性因素——腰椎管较为狭小。

中年以后 { 腰椎退行性变
腰椎骨质增生
黄韧带及椎板肥厚
小关节突增生或肥大
关节突关节松动
椎体间失稳

陈旧性腰椎间盘突出、脊椎滑脱、腰椎骨折脱位复位不良、脊柱融合术后或椎板切除术后腰椎管较为狭小→腰椎椎管内径缩小，椎管容积变小→马尾及神经根受压而发病。

二、诊断要点

（1）缓发性、持续性下腰和腿痛，腰部过伸活动受限。

（2）疼痛在下腰部、骶部，腿痛多为双侧，可左右交替出现。

（3）疼痛性质为酸痛、刺痛或灼痛。

（4）间歇性跛行是其特征性症状。

（5）腰部后伸受限，背伸可引起后背及小腿疼痛，这是本病的一个重要体征。

（6）部分患者可出现下肢肌肉萎缩，以胫前肌及踇伸肌最明显，足趾背伸无力。小腿外侧痛觉减退，跟腱反射减弱。

（7）直腿抬高试验可出现阳性。

（8）部分患者可没有任何阳性体征，其症状和体征的不一致是本病的特点之一。

（9）病情严重者可出现尿频尿急或排尿困难，双下肢不完全瘫痪，马鞍区麻木，肛门括约肌松弛、无力或阳痿。

（10）X线检查：显示椎体骨质增生，小关节突增生，椎间隙狭窄，椎板增厚，密度增高，椎间孔前后径变小，或见椎体滑脱，腰骶角增大等改变。

（11）脊髓造影检查：碘柱可显示出典型的蜂腰状缺损，根袖受压及节段性狭窄的影像，甚至部分或全部受阻。完全梗阻时，断面呈梳齿状。

（12）CT、MRI检查：可显示椎体后缘骨质增生呈唇样或骨嵴，椎管矢径变小。关节突关节可增生肥大，向椎管内突出，椎管呈三叶型、中央椎管、侧隐窝狭窄，黄韧带肥厚。

三、鉴别诊断

表 8 - 46　腰椎椎管狭窄症、血栓闭塞性脉管炎与腰椎间盘突出症鉴别

	相同点	不　同　点
腰椎椎管狭窄症	均可出现下肢的麻、痛、间歇性跛行	主要症状是腰腿痛和马尾性间歇性跛行，腰部后伸受限，并引起小腿疼痛，症状与体征往往不一致；患者足背动脉、胫后动脉搏动良好，不会发生坏死；多见于 40 岁以上的中年人，起病缓慢
血栓闭塞性脉管炎		缓慢性进行性动脉、静脉同时累及的全身疾病，下肢麻木、酸胀、疼痛和血管性间歇性跛行，足背动脉和胫后动脉搏动减弱或消失，后期可出现肢体远端的溃疡或坏死
腰椎间盘突出症		多见于青壮年，起病较急，有反复发作的病史，腰痛和放射性腿痛。体征上，多有脊柱侧弯，平腰畸形，在下腰部棘旁压痛，并向一侧下肢放射，直腿抬高试验和加强试验阳性

四、治疗

1. 理筋手法

（1）从腰骶部沿督脉、膀胱经向下经臀部、大腿后部、腘窝部至小腿后部上下往返用掌根按揉、㨰法。

（2）点按腰阳关、肾俞、大肠俞、次髎、环跳、承扶、殷门、委中、承山等穴。

（3）弹拨、提拿腰骶部两侧的骶棘肌及腿部肌肉。

（4）从大腿前小腿外至足背，上下往返用掌揉、㨰法。再点按伏兔、髀关、血海、风市、阳陵泉、足三里、解溪等穴。弹拨、提拿腿部肌肉。

⑤在对抗牵引下，术者行按压抖动法。

2. 药物治疗

表 8-47　腰椎椎管狭窄症药物治疗

证　　型		治　　法	方　　药
肾气亏虚	肾阳虚	温补肾阳	右归丸
	肾阴虚	滋补肾阴	左归丸，大补阴丸
外邪侵袭	风湿盛者	祛寒除湿，温经通络	独活寄生汤
	寒邪重者		麻桂温经汤
	湿邪偏重者		加味术附汤
	湿热腰痛者	清热化湿	加味二妙汤

3. 练功活动

飞燕点水、五点支撑练功。练习行走，下蹲，侧卧外摆等动作，以增强腿部肌力。

4. 手术治疗

椎板切除、神经根管扩大术等。

思考题

1. 简述腰椎椎管狭窄症的发病机制。

2. 详述腰腰椎椎管狭窄症诊断方法。

3. 腰椎椎管狭窄症需与那些疾病相鉴别？

梨状肌综合征

【考点重点点拨】

1. 掌握：梨状肌综合征的诊断、治疗方法。
2. 熟悉：局部解剖特点、梨状肌综合征的发病机制及鉴别诊断。

一、概述

1. 概念

由于梨状肌损伤、炎症，刺激或压迫坐骨神经引起臀、腿痛，称为梨状肌综合征。

2. 解剖要点

（1）梨状肌起始于第2、3、4骶椎的前面骶前孔外侧和坐骨结节韧带，肌纤维穿出坐骨大孔后抵止于股骨大转子。

（2）梨状肌是股骨外旋肌，协同其他肌肉完成大腿的外旋动作，受骶丛神经支配。

（3）梨状肌将坐骨大孔分成上、下两部分，称为梨状肌上孔及梨状肌下孔，坐骨神经大多从梨状肌下孔穿出骨盆到臀部，但有变异发生，有经梨状肌内穿过者。

（4）梨状肌的体表投影，为尾骨尖至髂后上棘作连线，此线中点向股骨大转子顶点作连线，此直线为梨状肌下缘。

3. 病因

（1）跌闪、扭挫→髋关节急剧外展、外旋→梨状肌猛烈收缩、牵拉。

（2）慢性肌肉劳损。

4. 发病机制

局部充血、水肿，肌肉痉挛→压迫、刺激坐骨神经→臀部及大腿后外侧疼痛、麻木。

二、诊断要点

（1）过度旋转髋关节的病史，或有受凉史。

（2）臀部疼痛，可向小腹部、大腿后侧及小腿外侧放射。

（3）髋内旋内收活动时疼痛加重。

（4）自觉臀部有"刀割样"或"烧灼样"疼痛。

（5）腹压增高时可使疼痛加剧。

（6）腰部无明显压痛和畸形，活动不受限。

（7）梨状肌肌腹有压痛。

（8）可触及条索状隆起的肌束或痉挛的肌肉，有钝厚感，或者肌腹呈弥漫性肿胀，肌束变硬、坚韧，弹性减低，沿坐骨神经可有压痛；直腿抬高试验阳性、加强试验阴性。

（9）梨状肌紧张试验阳性→髋关节内旋内收活动疼痛加重。

三、鉴别诊断

表 8－48　梨状肌综合征、腰椎间盘突出症、腰椎管狭窄症鉴别

	相　同　点	不　同　点
梨状肌综合征	均有腰、臀、腿疼痛	臀部可触及条索状隆起的肌束或痉挛的肌肉；直腿抬高试验阳性、加强试验阴性；梨状肌紧张试验阳性
腰椎间盘突出症		脊柱侧弯，腰椎前凸消失；直腿抬高试验和加强试验阳性
腰椎管狭窄症		典型间歇性跛行；脊柱后伸时疼痛加重

四、治疗

1. 理筋手法

（1）先按摩臀部痛点。

（2）用弹拨法来回拨动梨状肌，弹拨 10～20 次后，再在痛点作按压。

（3）最后作推按舒顺，两手握住患肢踝部牵抖患肢结束。每周 2～3 次，连续 2～3 周。

2. 药物治疗

表 8－49　梨状肌综合征药物治疗

分　期	治　　法	内　服　药	加　　减
急性期	化瘀生新、活络止痛	桃红四物汤	兼有风寒湿痹者，可用独活寄生汤、祛风胜湿汤、宣痹汤
慢性期	补养气血，舒筋止痛	当归鸡血藤汤	

3. 针灸治疗

取患侧阿是穴、环跳、殷门、承扶、阳陵泉、足三里等穴，用泻法，以有酸麻感向远端放射为宜，针感不明显者，可加强捻转，急性期每天针一次，好转后隔日一次。

思考题

1. 简述梨状肌综合征的发病机制。

2. 梨状肌综合征有哪些临床表现？

3. 梨状肌综合征需与那些疾病相鉴别？

4. 简述梨状肌综合征的理筋手法治疗。

第九章 内 伤

第一节 内伤概论

【考点重点点拨】

1. 掌握：内伤的概念、病因病机、诊断、治疗方法。

2. 熟悉：内伤的类型。

一、概述

1. 概念

凡暴力引起人体内部气血、经络、脏腑受损或功能紊乱而产生一系列症状者，统称内伤。

2. 历代文献对内伤均有论述

（1）《素问·缪刺论》：人有所堕坠，恶血留内，腹中满胀，不得前后，先饮利药。

（2）《正体类要》：肢体损于外，则气血伤于内，营卫有所不贯，脏腑由之不和。

（3）《杂病源流犀烛·跌打闪挫源流》：跌打闪挫，卒然身受，由外及内，气血俱伤病也。

二、病因病机

（一）外在因素

（1）外力 $\begin{cases}性质——大小、方式、时间、速度 \\ 特点——有明显、不明显、直接、间接、一时、持续等\end{cases}$

（2）物体——体积、重量、形状、硬度

1. 外来暴力

表 9 - 1　外来暴力原因及临床特点

外来暴力	直接作用	间接作用
原因	跌仆、坠堕、撞击、拳击、殴打	负重、闪挫或扭捩等，或传达暴力、扭转暴力
临床特点	以伤血为特征，可直接震伤或刺伤其所在部位的经络脏腑	以伤气为主，损伤发生在远离外力接触的部位

2. 肌肉紧张收缩，亦可造成损伤。

（二）内在因素

（1）体质的强弱。

（2）生理特点。

（3）病理因素。

（4）职业工种有关。

（5）原有病变因素。

三、诊断要点

人体遭受外力作用→气血、营卫、皮肉筋骨、经络、脏腑以及精津受损→病理变化→一系列临床症状→诊断内伤的性质、类型、程度，了解内伤的发生、发展过程与预后。

（一）一般症状

1. 全身症状

（1）轻微伤：一般无全身症状。

（2）一般内伤：神疲纳呆，夜寐不安，便秘，形体羸弱消瘦，舌紫暗或有瘀斑，脉浮数或弦紧，舌质红，苔黄厚。

（3）严重内伤：胸胁满闷，喘咳少气，昏愦不知人事，面色苍白，肢体厥冷，汗出如油，冷汗战栗，呼吸低微，尿量减少，血压下降，脉芤或微细甚至消失，烦躁不安或神志淡漠等厥逆现象。

2. 局部症状

表 9 - 21　局部症状病机及临床表现

症状	病　机	临　床　表　现
疼痛	患处因络脉受损，气机凝滞，阻塞经络，不通则痛	①气滞——痛无定处，忽聚忽散，范围较广 ②瘀血——痛有定处，范围局限，有明显的压痛点 ③伤在胸胁——局部压痛、胸胁胀痛、牵掣作痛外，常伴有咳嗽、呼吸不畅 ④伤在腹部——脘腹胀痛、刺痛外，常有呕血、吐血、食欲改变、大便秘结 ⑤伤在腰背部——腰背部疼痛，下肢放射性疼痛 ⑥伤在头颅——头痛、晕厥、烦躁、神志不清、昏迷等
肿胀青紫	①肿胀——损伤致经脉受伤，营血离经，阻塞络道，瘀滞于肌肤腠理 ②青紫瘀斑——若行之道不得宣通，"离经之血"多，透过撕裂的肌膜与深筋膜，溢于皮下，一时不能消散	①瘀血留内 $\left\{\begin{array}{l}\text{阻于营卫→郁久热盛}\\\text{积于胸胁→痞满胀闷}\\\text{结于脏腑→癥瘕积聚}\\\text{流注四肢关节→结块}\\\text{留于胸腹腰背→结块}\end{array}\right.$ ②肿胀青紫 $\left\{\begin{array}{l}\text{气虚者→青肿不消}\\\text{气滞血瘀者→肿黯不消}\\\text{血虚内热者→燃肿胀痛}\end{array}\right.$
功能障碍	由于损伤后气血阻滞引起剧烈疼痛，肌肉反射性痉挛以及组织器官的损害，可引起肢体、躯干或组织器官发生不同程度的功能障碍	①伤在手臂——活动受限 ②伤在下肢——步履无力或行动困难 ③伤在腰背——俯仰阻抑 ④伤在关节——屈伸不利 ⑤伤在颅脑——神明失守 ⑥伤在胸胁——心悸气急 ⑦伤在肚腹——脘腹痞满胀闷 ⑧若组织器官仅仅功能紊乱，无器质性损伤，功能障碍可以逐渐恢复 ⑨若组织器官有形态上的破坏与器质性损伤，功能障碍则难以完全恢复

（二）特殊症状

1. 气血损伤

①伤气 $\left\{\begin{array}{l}\text{气滞——疼痛，闷胀}\\\text{气闭——昏迷不醒，神志失常}\\\text{气逆——喘咳，呃逆，呕吐，呕血}\\\text{气虚——头晕目眩，少气懒言，疲倦乏力，自汗}\\\text{气脱——晕厥，四肢冷冰，口唇发绀}\end{array}\right.$

②伤血
- 血瘀——肿胀青紫，疼痛拒按
- 血热——心烦，烦躁，口干不喜饮，身热
- 血虚——面色苍白，唇色淡白，头晕眼花，心悸失眠，手足发麻
- 亡血——吐血，呕血、衄血、便血，尿血
- 血脱——面色㿠白，四肢冰冷，汗出如油，神志不清

2. 经络损伤

（1）肾经、膀胱经损伤→腰背、臀部及下肢疼痛，或小便功能障碍。

（2）肺经、肝经损伤→胸满气促，咳嗽牵掣，胁肋胀痛等。

3. 脏腑损伤

（1）颅骨骨折：眼周或乳突部迟发性瘀斑，鼻孔或外耳道出血，脑脊液外漏等。

（2）硬膜外血肿：常有中间清醒期。

（3）脑震荡：表现短时间失去知觉，并伴有呕吐、头痛和近事遗忘。

（4）脑干损伤：可出现生命体征紊乱，去大脑强直。

（5）多根多处的肋骨骨折：可见反常呼吸。

（6）胸部内伤致气胸、血胸：气逆、喘促、咯血、呼吸困难、发绀、呼吸音低微、休克。

（7）腹腔内脏破裂：空腔脏器破裂表现为持续性疼痛、触痛、反跳痛、腹肌紧张等腹膜炎症状。

（8）实质脏器破裂：表现以内出血为主，可有进行性贫血，固定性压痛，反跳痛与腹肌紧张，严重者甚至休克。

四、治疗

表9-3 闭证、脱证、损伤内出血治疗

	闭 证	脱证（类似现代医学的休克）	损伤内出血
原因	闭合性颅脑与严重肢体损伤	机体遭受到强烈袭击后	损伤后血液流入体腔或颅腔内或流入组织间隙内

续表

	闭 证	脱证（类似现代医学的休克）	损伤内出血
临床特征	伤后立即出现昏迷，牙关紧闭，气粗痰鸣，四肢痉厥，脉弦劲有力	面色苍白、四肢厥冷，额出冷汗，神态迟钝，短气懒言，心慌口渴，呼吸急促，血压下降，脉细欲绝，甚至昏迷不醒	表现为血液学、血流动力学和心、肾、内分泌及代谢等方面的改变
中医治疗	取嚏开窍法，熏鼻开窍法，灌服苏合香丸	①气脱——补气固脱——独参汤 ②血脱——补血益气固脱——当归补血汤或人参养荣汤加减 ③亡阴——益气养阴-生脉散合增液汤加减 ④亡阳——回阳固脱-参附汤加减	可酌情使用十灰散、四生丸、仙鹤草汤、黄土汤等
针灸治疗	①体针选取涌泉、足三里、人中为主穴，内关、太冲、百会为配穴，昏迷加十宣，呼吸困难加素髎，心律不齐加内关 ②耳针可选取内分泌、皮质下、肾上腺、神门、肺、心、脑等 ③艾灸选取百会、关元、气海、神阙等	常用穴位可选择人中、十宣、涌泉、百会、也可灸百会、关元、神阙、足三里、中脘、气海等穴行气活血，镇痛解痉，回阳固脱，调和阴阳	无
西医治疗	①平卧，保持安静，避免过多搬动 ②保持呼吸道通畅，进行人工呼吸，胸外心脏按压 ③使用强心剂与兴奋剂	①保持安静，避免过多的搬动，选择适当体位 ②保持呼吸道通畅，适当保温，进行人工呼吸，胸外心脏按压 ③止血，止痛，补充血容量，使用强心剂与兴奋剂，血管活性药物 ④纠正酸中毒，补充血容量，控制和预防感染，防治脏器衰竭	①绝对卧床，尽量避免移动病员，保温并抬高床脚 ②监测血压、脉搏和呼吸次数 ③酌情使用镇静药及止血药 ④输血，必要时手术探查

思考题

1. 简述内伤的病因病机。

2. 不同类型的内伤有何不同临床表现？

3. 简述内伤的治疗方法。

第二节　头部内伤

一、解剖特点

1. 头部损伤的发病率仅次于四肢损伤，其严重者多有后遗症，死亡率也较高。

头颅内部分（由内向外）：

（1）软脑膜

（2）蛛网膜

（3）硬脑膜

2. 头颅内部三种内容物——脑组织、脑脊液、血液

3. 脑组织

①左、右两大脑半球——以大脑纵裂为分界，每一大脑半球分为额叶（主管运动）、颞叶（主管听觉、嗅觉和味觉）、顶叶（主管感觉）、枕叶（主管视觉）

②小脑——左右两小脑半球、中间的小脑蚓部——调节和维持身体在各种姿势中的平衡作用，使身体在运动时保持平稳

③脑干——中脑、脑桥、延髓

4. 头部内伤（按伤势轻重）分类

（1）脑震荡：亦称"脑气震动"、"脑海震动"，是头部内伤之轻证。

（2）脑损伤：脑挫裂伤、颅内血肿、脑干损伤。

脑　震　荡

【考点重点点拨】

1. 掌握：脑震荡的诊断、治疗方法。

2. 熟悉：脑震荡的发生机制。

一、概述

脑震荡是指头部受到暴力伤害，大脑功能发生一过性功能障碍而产生的临床症候群。

二、病因病机

1. 中医

钝器的打击
$\begin{cases} 脑气受损，神不守舍，心乱气越 \rightarrow 清不升浊不降 \\ 头脉受损，血离经隧，渗溢留瘀 \rightarrow 神昏蒙脑障碍 \\ 气血肝肾之虚 —— 脑气虚 —— 不能生髓 \end{cases} \begin{matrix} 诸症 \\ 皆发 \end{matrix}$

2. 西医

头部打击→中枢神经遭受过强的刺激、神经细胞震荡而功能障碍→超常抑制→无形态变化器质损害。

三、诊断要点

（1）意识障碍：损伤后有短暂的神志昏迷，持续时间可数秒或数分钟，一般不超过 30 分钟，意识清醒后可以恢复正常。

（2）近事遗忘症：清醒后不能回忆受伤之时或受伤前后的情况，但对往事却能清楚回忆，故又称"逆行性遗忘症"。

（3）头痛、头晕、目眩、耳鸣：清醒后可出现，搬动头部或坐起时症状加重。

（4）神经系统检查：无阳性体征，体温、呼吸、脉搏和血压在意识障碍期间可出现变化，清醒后恢复正常，脑脊液、颅骨摄片均正常。

四、治疗

1. 中药治疗

表 9 - 4　脑震荡治疗

时期	临床表现	治　法	方　　药
昏迷期	脑震荡昏迷不醒、瘀阻气闭者	开窍通闭	苏合香丸灌服

时期	临床表现	治法	方　药
苏醒期	脑震荡苏醒后，初期主要症状是头痛，头晕，恶心，时有呕吐，夜寐不宁	舒肝活血安神	①柴胡细辛汤 ②头痛较剧：加紫丹参、川芎、藁本、蔓荆子 ③头晕较甚：加白蒺藜、双钩藤、龙齿、明天麻 ④恶心呕吐者：加紫丁香、姜竹茹、姜半夏 ⑤夜寐不宁者：加夜交藤、炒枣仁、炙远志
恢复期	10天以后，主要症状基本消失，但尚感头微晕、疲惫、精神不振	补肾健脑	保立苏汤，或归脾汤、杞菊地黄汤。如因外伤而致脑外伤性神经官能症者（脑外伤综合征），可按脑挫裂伤后期方法辨证施治

2. 针灸治疗

表 9 – 5　主要症状针灸治疗

症状	针灸穴位
眩晕	针内关、百会、足三里，配风池、三阴交等穴
头痛	偏头痛——针太阳、外关，配风池、四渎 前头痛——针印堂、合谷，配上星、列缺 后头痛——针哑门、后溪，配昆仑、风池 顶头痛——针涌泉，配太冲、百会 全头痛——针印堂、哑门，配足三里、合谷、四渎
呕吐	针内关，配足三里、天突
呃逆	针天突，配内关、中脘
失眠	针足三里、哑门或神门，配内关、三阴交

3. 其他治疗

脑震荡除适当的药物治疗和绝对卧床休息外，需解除伤员对脑震荡的恐惧心理，促使病员早日康复，同时在治疗过程中需警惕颅内血肿的存在。

思考题

1. 简述脑震荡发生机制。

2. 脑震荡有哪些临床表现？

3. 脑震荡如何进行中药治疗？

4. 脑震荡如何进行针灸治疗？

脑　损　伤

【考点重点点拨】

1. 掌握：脑损伤类型、诊断、治疗方法。

2. 熟悉：脑损伤的发生机制、病因病机。

一、概述

$$脑损伤\begin{cases} ①脑挫裂伤——是暴力打击致脑组织的器质性损伤，由于\\ \quad 损伤部位、范围和程度的差异，使轻者临床表现及预后\\ \quad 同脑震荡，重者治疗颇为棘手\\ ②颅内血肿——多因脑膜血管损伤或原发性脑损伤继发形\\ \quad 成，关键在于早期明确诊断，若及时处理则预后良好\\ ③脑干损伤——指中脑、脑桥和延髓损伤，涉及生命中枢，\\ \quad 故预后极差 \end{cases}$$

二、病因病机

1. 病因

（1）直接暴力

（2）间接暴力

2. 病机

（1）脑挫裂伤

①脑挫伤——只有脑皮质表面散在出血点，局部静脉淤血和水肿

②脑裂伤——在损伤部位还可见到软脑膜和脑组织的断裂及严重的出血

（2）颅内血肿：多因脑膜血管损伤或原发性脑损伤继发形成。

（3）脑干损伤

①原发性脑干损伤——常见脑干不同部位挫裂、出血、水肿、局部缺血坏死、软化等

②继发性脑干损伤——常见颅内血肿、脑水肿，损伤情况比较严重

三、诊断要点

1. 脑挫裂伤

（1）颅内压增高的症状：

①颅内压增高处于代偿期——意识和瞳孔无改变，血压逐渐上升，脉搏减慢，脉缓而无力，呼吸正常

②颅内压继续上升接近于瘫痪期——意识逐渐昏迷，瞳孔对光反射消失，并散大，脉搏增快，心跳减弱，血压下降，呼吸不规则或出现潮式呼吸，接着自主呼吸停止，即中枢衰竭危象

（2）神经损伤的定位症状：

表 9 - 7　神经损伤的定位症状

症　状	定　位
单瘫	对侧大脑半球额叶损害
偏瘫	①损害发生在对侧大脑半球的额叶——挫裂伤范围比较广泛，偏瘫常为不完全的，且不伴有偏盲与偏感觉障碍 ②损害发生在对侧大脑半球的深部内囊时——除有较完全的偏瘫外，还有与偏瘫同侧的偏盲及与偏瘫同侧的偏感觉障碍，称为三偏症 ③损害发生在一侧的中脑的大脑脚处时——除有较完全的对侧偏瘫外，尚有同侧的动眼神经麻痹
抽搐	大脑皮层受到刺激
感觉障碍	大脑半球顶叶损害时，对侧躯体的深浅感觉均减退
失语症	伤在大脑半球额下回的后部，常失去讲话能力，为运动性失语；伤在大脑半球颞上回后部及顶叶的缘上回及角回，失去语言理解能力，为感觉性失语

（3）脑膜刺激征：蛛网膜下腔出血，血液混杂在脑脊液内而引起刺激征，主要表现为颈项强硬和屈髋屈膝试验阳性。

（4）脑脊液变化：

①脑脊液常带血性，色泽可自微红至完全血性

②蛋白含量可因出血的多少成比例增加

③陈旧的蛛网膜下腔出血，因红细胞都已溶化，红细胞内的血红素都被释出，脑脊液呈黄色至棕褐色

2. 颅内血肿

表9-8 颅内血肿表现

临床症状	具 体 表 现
意识障碍	即再昏迷有三种情况： ①昏迷逐渐至苏醒或好转，再昏迷 ②昏迷进行性加重，即开始感觉敏感，而后迟钝并加深 ③开始时清醒，以后逐渐进入昏迷
运动体征的改变	伤后逐渐出现肢体瘫痪，并有进行性加重，如伤后开始一侧肢体正常，逐渐出现不全瘫痪，最后出现偏瘫。同时伴有肌张力增高，腱反射亢进，病理反射阳性，说明偏瘫对侧的颅内有血肿
瞳孔变化	血肿侧瞳孔进行性散大，对光反射消失，若病情发展速度快，另一侧瞳孔亦随之扩大
颅内压增高	血肿引起颅内压增高发生早，往往在24小时以内达到高峰，而脑水肿引起的颅内压增高常在伤后2~3天内达到高峰
脑疝	常见为颞叶疝，表现为再次昏迷，同侧的瞳孔散大，对侧肢体不全瘫痪，病理反射阳性，若进一步加重可危及生命

3. 脑干损伤（头部内伤中最为严重的损伤）

表9-9 脑干损伤具体表现

临床症状	临 床 表 现
昏迷	时间长，恢复慢，轻者数周，重者数年，甚至终生昏迷
去大脑强直症状	多呈角弓反张状态，即四肢张力增高，过度伸直，颈项后伸
锥体束征	肢体瘫痪，肌张力增高，腱反射亢进，浅反射消失，或出现一侧或双侧病理反射。受伤后一切反射消失，肌张力由增高而变为松弛，常为死亡前兆
其他	高热、肺水肿、消化道出血、眼球和瞳孔的改变

四、鉴别诊断

1. 脑挫裂伤与脑震荡

表9-10 脑挫裂伤与脑震荡鉴别

	脑的定位症状	生命体征变化	阳性神经系统体征	脑脊液混有血液
脑挫裂伤	有	有	有	有
脑震荡	无	无	无	无

2. 脑挫裂伤与颅内血肿

表 9 – 11　脑挫裂伤与颅内血肿鉴别

	脑 挫 裂 伤	颅 内 血 肿
定位症状	伤后即出现，较稳定	隔一定时间出现，进行性加重
清醒期	很少出现	多有
颞叶疝	很少	可出现
颅压增高	有	有
伤后偏瘫	早出现偏瘫，无进行性加重，自主活动少	晚出现偏瘫，进行性加重

五、治疗

1. 早期

（1）保持呼吸道通畅，禁食，制止头部伤口出血，及时处理休克，监测呼吸、脉搏、血压、意识、瞳孔变化。

（2）及时纠正水盐代谢异常，保持电解质的平衡。

（3）对疑有颅内血肿，行脑血管造影、CT 及 MRI 检查，确诊后尽快手术。

（4）蛛网膜下隙出血严重者可用止血剂，伴高温、肌张力增高或去大脑强直者，尽早开始冬眠低温治疗。

2. 昏迷期

（1）中药治疗：

①辛香开窍法——气闭昏绝，两手握固，牙关紧闭→苏合香丸，黎洞丸磨汁灌服

②清心开窍法——高热、神昏窍闭，抽搐→用安宫牛黄丸

③清热豁痰开窍法——昏迷痰热阻窍者→至宝丹

④清热镇痉开窍法——高热昏迷痉厥者→紫雪丹或神犀丹

（2）针灸治疗：

①昏迷——人中、十宣、涌泉

②呃逆——天突，配内关、中脘

③呕吐——内关，配足三里、天突

3. 苏醒期

①偏治心经——镇心安神，升清降浊→琥珀安神汤

②偏治肝经——平肝熄风，升清降浊→柴胡细辛汤或天麻钩藤饮

4. 中后期

①病机——肝肾亏损、脑气虚衰

②治则——补肝肾，益脑髓

③方剂——保立苏汤

5. 颅脑损伤手术指征

（1）开放性颅脑损伤。

（2）闭合性颅脑损伤中有下列情况者：

①经检查明确诊断为颅内血肿者

②有中间清醒期者

③意识障碍逐渐加重者

④一侧瞳孔进行性扩大者

⑤凹陷或粉碎骨折引起一定症状者

⑥36小时以后出现去大脑强直者

⑦长期昏迷伴脑压增高者

⑧脑脊液鼻漏或耳漏经观察1个月而不自愈者

思考题

1. 简述脑损伤各种类型及各自的临床表现。

2. 脑损伤如何进行中药分期治疗？

3. 脑损伤手术指征有哪些？

第三节　胸部内伤

一、概念

胸部内伤是指整个胸廓及其内脏受到外力打击或用力屏气而致内部气血、经络或内脏的损伤。

二、胸廓组成

$$\left\{\begin{array}{l}胸椎\\胸骨\\肋骨\\肋间组织\end{array}\right.$$

胸部屏挫伤

【考点重点点拨】

1. 掌握：胸部屏挫伤的病因病机、诊断、治疗方法。

2. 熟悉：胸部屏挫伤的发生机制。

一、概述

1. 概念

胸部由于负重屏气或受暴力撞击而致胸部气血、经络损伤者，称为胸部屏挫伤。

2. 胸部屏挫伤 $\left\{\begin{array}{l}①胸部屏伤——由于负重屏气所致的损伤\\②胸部挫伤——由于暴力直接作用于胸壁组织所致的损伤\end{array}\right.$

二、病因病机

(1) 病因 $\left\{\begin{array}{l}①屏伤——因强力负重，突然过度用力屏气所致\\②挫伤——由于外来暴力直接作用于胸部所致\end{array}\right.$

(2) 病机 $\left\{\begin{array}{l}①胸部屏伤（伤气）——气机阻滞→运化失职→经络受阻→不通则痛\\②胸部挫伤（伤血）——络脉受损→血溢于经络之外→瘀血停滞→肿胀\end{array}\right.$

三、诊查要点

表 9 – 12　胸部屏挫伤诊查要点

	病　史	临　床　症　状
伤气型	强力负重，突然用力过度的屏伤史	胸胁胀痛，痛无定处，胸闷气急；外无肿胀及固定之压痛点
伤血型	直接暴力所致的挫伤史	①胸部固定性、局限性刺痛，因深呼吸或咳嗽而胸痛加剧，翻身转侧困难 ②伤处微肿，压痛固定，局部有瘀斑青紫 ③重者有咳血、吐血、低热
气血两伤型	屏伤史和挫伤史	以上两型的症状
胸胁陈伤型	明显的胸胁受伤史	胸胁隐痛，经久不愈，时轻时重，稍一劳累即能诱发。外无肿胀及固定之压痛，脉多弦细或细涩

四、治疗

1. 手法治疗

（1）伤气为主者——以摇拍为主。

（2）伤血为主者——行按摩手法。

2. 药物治疗

（1）内治法 {
伤气型——疏肝行气止痛→柴胡疏肝散加减

伤血型——活血化瘀止痛→复元活血汤加减

气血两伤型——气血同治→柴胡疏肝散、复元活血汤

胸胁陈伤型——行气破瘀，调补气血 { 气滞为主者→柴胡疏肝散，活血止痛汤

血瘀为主者→三棱和伤汤加黄芪、党参
}
}

（2）外治法

①胸部损伤而局部瘀肿疼痛者——消瘀退肿，行气止痛→消瘀止痛膏、双柏膏

②宿伤隐痛及风寒湿痹痛者——温经散寒，祛风止痛→狗皮膏、万应膏

3. 针灸治疗

选用内关、公孙，配支沟、阳陵泉等穴，强刺激手法。

思考题

1. 简述胸部屏挫伤各型的诊查要点。
2. 胸部屏挫伤如何进行手法治疗？

气　　胸

【考点重点点拨】

1. **掌握：**气胸的分类、诊断要点、治疗方法。
2. **熟悉：**脑损伤的发生机制、病因病机。

一、概述

1. 概念

胸部损伤时，空气由胸壁伤口、肺或支气管破裂处进入胸膜腔者，称为气胸。

2. 气胸分类 $\begin{cases} 闭合性 \\ 开放性 \\ 张力性 \end{cases}$

二、病因病机

（1）闭合性气胸：气体多来自肺组织损伤的破裂口→进入胸膜→伤口迅速闭合→空气不再继续进入胸膜腔。

（2）开放性气胸：刀刃锐器或弹片火器刺伤胸壁及胸膜→胸膜腔经胸膜和胸壁有裂口与外界相通→空气随呼吸自由出入胸膜腔。

（3）张力性气胸：胸壁伤口或肺、支气管裂伤→伤口与胸腔呈活瓣状相通→吸气时空气进入胸膜腔，呼气时活瓣闭合空气不能排出→胸膜腔内压力不断增高。

三、诊断要点

表 9 – 13　气胸诊断要点

	症　状	体　征	辅助检查
闭合性气胸	少量空气进入，无明显症状，空气进入较多，胸闷、气促不适	伤侧呼吸音减弱，叩诊呈鼓音	X 线检查可见不同程度的肺压缩
开放性气胸	空气进入而见响声、胸胁疼痛，胸满气促，端坐呼吸，面色苍白，口唇发青，汗出肢冷，脉搏细数，血压下降	伤侧呼吸音减弱，叩诊呈鼓音，气管和纵隔移向健侧	X 线检查见肺有压缩、纵隔移位
张力性气胸	进行性呼吸困难，发绀，休克	皮下或纵隔气肿，患侧胸廓显著膨隆	X 线检查胸腔内有大量气体和瘀血存在，纵隔明显推向健侧，纵隔气肿

四、治疗

1. 局部处理

（1）闭合性气胸 $\begin{cases} 少量气胸——不必处理 \\ 积气较多——胸膜腔穿刺 \end{cases}$

（2）开放性气胸：封闭伤口，清创及修补肺和胸壁裂口。

（3）张力性气胸：排除胸膜腔内高压空气。

2. 药物治疗

（1）呼吸困难，面色苍白，唇绀者：扶正祛邪平喘→二味参苏饮加减。

（2）气促、发热，苔黄，脉数者：宣肺清热→加味参苏饮、千金韦茎汤。

（3）咳嗽痰涎壅盛者：祛痰平喘→三子养亲汤加减。

3. 其他疗法

（1）合并休克者：综合性抗休克治疗。

（2）呼吸困难者：给氧，必要时行气管切开。

（3）胸腔内感染：抗感染。

（4）开放性气胸：注射破伤风抗毒素 1500U。

思考题

1. 简述气胸各种类型及各自的临床表现。
2. 如何对气胸做局部处理？

血　　胸

【考点重点点拨】

1. 掌握：血胸的出血来源、诊断要点、治疗方法。
2. 熟悉：血胸的概念、病因病机。

一、概述

胸部损伤后造成胸膜腔积血称为血胸，有时可与气胸同时存在。

二、病因病机

1. 病因
刃器、火器或肋骨骨折断端直接刺伤胸内脏器和血管。
2. 出血来源
（1）肺损伤：肺循环血压低，出血慢，多可自行停止。
（2）胸壁血管损伤：血压较高，一般不易自止。
（3）心脏或胸内大血管的损伤：出血凶猛，伤员常因来不及救治而死亡。

三、诊断要点

（1）可出现面色苍白，胸闷气促，甚至发绀，脉细数而微弱，血压下降。
（2）胸部检查时肋间隙饱满，气管移向健侧，伤侧叩诊呈实音，听诊呼吸音减弱或消失。

（3）胸膜腔穿刺可抽出血性液体。

（4）X 线检查可见伤侧肺为液体阴影所掩盖，并见纵隔被推向健侧。

四、治疗

1. 药物治疗

（1）气血衰脱者：补气摄血→独参汤，当归补血汤加三七、白及、炒蒲黄等。

（2）瘀血凝结：活血祛瘀→血府逐瘀汤。

（3）血瘀化热：清热凉血化瘀→活血散瘀汤合五神汤加减。

2. 胸膜腔积血的处理

（1）非进行性血胸：胸膜穿刺，抽吸积血，每次抽血后，可注入青霉素 80 万 U，或庆大霉素 12 万 U，以预防感染。

（2）进行性血胸：应在积极防治失血性休克的同时，及时作剖胸探查止血。

（3）凝固性血胸：应行剖胸探查，取出血块和将增厚的纤维层剥脱。

3. 其他疗法

（1）大量血胸，应输入足够的血液，以防止低血容量性休克。

（2）预防和控制胸部感染。

（3）必要时给予止血剂。

（4）合并胸部其他损伤时，亦应同时进行处理。

思考题

1. 简述血胸的临床表现。

2. 如何处理胸膜腔积血？

第四节 腹部内伤

【考点重点点拨】

1. 掌握：不同类型腹部内伤的临床表现及治疗方法。
2. 熟悉：腹部内伤的病因病机。

一、概述

腹部内伤在平时或战时都较常见，可分为闭合性与开放性两大类，损伤范围可能仅限于腹壁，也可能同时兼有内脏损伤。

二、病因病机

1. 病因

（1）闭合性腹部损伤：拳击、撞击、坠堕、挤压、冲击等钝性暴力。

（2）开放性腹部损伤：枪弹、弹片、刺刀或其他尖锐物体直接作用于腹部所致。

2. 病机

外来暴力→腹部→气血、经络、脏腑受伤（内伤脏腑、内脏破裂）→气血阻滞，络脉破损，营血溢于肌肤之间。

三、诊查要点

表 9–14　腹壁损伤、有腔脏器破裂与实质脏器破裂诊断要点

	腹壁损伤	有腔脏器破裂	实质脏器破裂
临床表现	①腹痛、压痛、腹肌紧张以伤气为主，则气闷胀满，疼痛走窜，腹软喜按，得嗳气或矢气则痛减 ②如以伤血为主，则腹部刺痛，瘀肿拒按，常能触及肿块	①主要表现为腹膜炎，恶心呕吐，持续性剧烈腹痛，压痛，反跳痛，腹肌紧张，呈"板状腹" ②肝浊音界缩小或消失 ③有移动性浊音，腹胀如鼓，肠鸣音减弱或消失，肛门无排气	面色苍白，出冷汗，眩晕，口渴，心悸，神志淡漠，脉搏细数，血压下降，腹部触诊出现移动性浊音，肠鸣音减弱或消失

续表

	腹壁损伤	有腔脏器破裂	实质脏器破裂
辅助检查	不明显	X线检查可见膈下出现游离气体；腹腔穿刺可获得浑浊液体	血常规检查可见血红蛋白及红细胞进行性下降；腹腔穿刺可抽出不易凝固的鲜血

四、治疗

（一）腹壁损伤

1. 开放性腹壁损伤

清创缝合，视伤口污染的程度，适当地使用抗生素和破伤风抗毒血清预防感染。

2. 闭合性腹壁挫伤

（1）伤气者：行气止痛→顺气活血汤、复元通气散。

（2）伤血者：活血化瘀→膈下逐瘀汤、桃仁承气汤，后期可用参苓白术散、八珍汤加减，早期局部外敷消瘀止痛药膏。

（二）腹部内脏损伤

1. 急救处理

如遇呼吸困难、开放性气胸、明显的外出血等即刻威胁生命者，应迅速予以包扎，压迫处理。有四肢骨折者，应在搬运前初步固定。

2. 一般疗法

主要是防治休克，如快速输血，胃肠减压，使用抗感染药物预防感染。

3. 手术治疗

（1）肝破裂：缝合修补，不能缝合修补时须行肝部分切除术。

（2）脾破裂：行脾切除术。

（3）胃、十二指肠损伤：缝合修补为主。根据情况可同时作造瘘术，难以修补的胃损伤可作胃部分切除术。

（4）小肠损伤：小的和孤立的穿孔行缝合修补，严重者行肠部分切除术。

（5）结肠损伤：小的穿孔可单纯缝合修补加近端结肠造瘘术，严重损伤应做结肠外置造瘘术。

思考题

1. 简述腹部内伤的类型及临床表现。
2. 试述腹部内伤的急救处理。
3. 腹部内伤有哪些手术治疗方法？

第十章　骨　　病

第一节　化脓性骨髓炎

【考点重点点拨】

1. 掌握：化脓性骨髓炎的概念、病因、分类、诊断要点、治疗。

2. 熟悉：化脓性骨髓炎各期的症状表现、鉴别诊断。

一、概述

（一）概念

（1）病因：骨髓、皮质骨和骨膜因化脓性细菌感染而引起的炎症。

（2）易发部位：四肢长骨。尤以胫骨为最多。

（3）易发人群：10 岁以下儿童。

（二）分类：

（1）急性化脓性骨髓炎：骨与周围组织的急性化脓性疾病。

（2）慢性骨髓炎：急性骨髓炎炎症消退后，留有死骨、窦道和死腔时，有慢性窦道者，常有多种细菌混合感染。

二、病因病机

中医 {
①热毒注骨——患疗、疮、疖、痈、麻疹、伤寒等病后，余毒未尽，热毒深蕴于内，伏节入骨成痈；或跌打闪挫，气滞血瘀，经脉阻滞，积瘀成痈

②创口成痈——跌打、金刃所伤，创口浓度炽盛，皮破骨露，入骨成痈，久不愈则成骨疽

③正虚邪侵——正气内虚，毒邪侵袭，正不胜邪，邪毒深窜入骨，致病成骨疽

①致病菌——常见的致病菌是金黄色葡萄球菌，其次为乙型

西医 {
链球菌、白色葡萄球菌

②病理特点——骨质破坏、坏死和新骨形成互相并行。早期
以破坏、坏死为主，后期以新骨形成为主

三、诊断要点

（一）诊断要点

表 10 - 1 急性化脓性骨髓炎与慢性骨髓炎诊断要点

	急性化脓性骨髓炎	慢性骨髓炎
全身症状	寒战，高热，汗出而热不退，全身不适，倦怠，食欲不振	轻微
局部症状	患肢剧痛，1~2 日内即不能活动，压痛，肿胀，局限在骨端，搏动性疼痛加剧，呈环形	一个或多个窦道，反复排出脓液或死骨，窦口周围皮肤色素沉着，变为瘢痕组织。急性发作时窦道处红肿，局部出现波动感
实验室检查	白细胞总数增高，血培养阳性	急性发作时白细胞总数可增高
X 线检查	初起无明显改变，发病 2 周以上见局部骨质疏松，骨小梁开始紊乱，并有斑点状骨质吸收，髓腔内有透亮区。有骨膜反应	骨膜下层状新骨形成，骨质硬化，密度增加，形成包壳，内有死骨或死腔
^{99m}Tc 骨影像	在临床症状出现后 48 小时内，因局部充血、血管增多和血管扩张，核素可浓聚于骺端的炎性充血区	不明显

（二）分期

表 10 - 2 化脓性骨髓炎分期

	初 期	成 脓 期	溃 后
全身症状	有短暂的全身不适，倦怠，恶寒发热，继而寒战，高热，体温高达 39℃~40℃，汗出而热不退	发病后 3~4 日，上述症状、体征明显加剧，全身虚弱，壮热不退，甚至烦躁不安，神昏谵语等	神情疲惫，少气无力，形体瘦弱，身热缓解
局部症状	患肢剧痛，1~2 日内即不能活动，压痛，肿胀局限在骨端	患肢剧烈胀痛或跳痛，环形肿胀，压痛显著，皮温增高，约持续 1 周左右	骨膜下脓肿破裂后，脓液流到周围软组织内，引起软组织感染成脓，约 3~4 周后，穿破皮肤而外溃，形成窦道。疮口流脓，初多稠厚，渐转稀薄
实验室检查	白细胞计数增高（可达 20,000~30,000/mm³ 以上），血沉增快，血细胞菌培养常为阳性		

四、鉴别诊断

表 10 – 3　化脓性骨髓炎、Ewing 肉瘤、化脓性关节炎与软组织急性化脓性感染鉴别

	化脓性骨髓炎	Ewing 肉瘤	化脓性关节炎	软组织急性化脓性感染
临床表现	寒战、高热，汗出而热不退，局部红、肿、热、痛，功能障碍	全身症状较轻	寒战、高热，关节局部疼痛，压痛，关节腔积液	局部红、肿、热、痛较表浅且局限，功能障碍
实验室检查	白细胞总数增高	白细胞总数增高，活体组织检查可见肿瘤细胞	关节穿刺可见脓性关节液	白细胞总数增高
X 线检查	葱皮样骨膜反应	病灶靠近骨干，见放射状骨膜反应	关节间隙增宽，附近骨质疏松	可有骨膜反应，骨小梁不紊乱

五、治疗

（一）中医

（1）初期：清热解毒，活血通络→仙方活命饮、黄连解毒汤或五味消毒饮加减

（2）成脓期：托里透脓→托里透脓散

（3）溃后期：气血双补→八珍汤或十全大补汤，外用生肌膏

（二）西医

急性化脓性骨髓炎
- ①全身治疗——输血、大量维生素 C 静脉滴注，高蛋白饮食，降温、补液、纠正酸中毒
- ②抗生素应用——早期联合应用大剂量有效抗生素
- ③局部引流——大剂量抗生素不能控制症状者，可局部骨钻孔手术
- ④局部固定——患肢持续皮肤牵引或石膏托固定于功能位

慢性骨髓炎——碟形手术、带蒂肌瓣充填术、闭合冲洗吸引和庆大霉素珠链填充术、骨腔植骨术、病段骨截除术及死骨再植术等。

思考题

1. 简述化脓性骨髓炎的概念、易发部位及易发人群。
2. 简述急性化脓性骨髓炎与慢性骨髓炎诊断要点。
3. 临床上如何鉴别化脓性骨髓炎、Ewing 肉瘤、化脓性关节炎与软组织急性化脓性感染？
4. 急慢性化脓性骨髓炎治疗方法有哪些？

第二节　化脓性关节炎

【考点重点点拨】

1. **掌握**：化脓性关节炎的概念、病因、诊断要点、治疗。
2. **熟悉**：化脓性关节炎的感染途径、鉴别诊断。

一、概述

（一）概念

（1）病因：关节腔内的化脓性感染，属中医关节流注和骨痈疽范畴。

（2）易发部位：最常发生于髋、膝关节，其次为肘、肩、踝关节。

（3）易发人群：多见于儿童。

二、病因病机

中医 { ①正虚邪乘——腠理不密，夏秋之间为暑湿所伤，继而露卧贪凉，寒邪外束，客于经络，皆因真气不足，邪得乘之，经脉受阻
②余毒流注——患疗疮疖痈或患伤寒、麻疹等之后毒邪走散，流注于关节；或外感风寒，表邪未尽，余毒流注四肢关节
③瘀血化热——因积劳过度，肢体经脉受阻，或因跌仆闪挫，瘀血停滞，瘀而化热，热毒流注关节

$$
西医 \begin{cases}
①致病菌——常见的致病菌是金黄色葡萄球菌，其次为白色 \\
\quad 葡萄球菌 \\
②病理特点——骨质破坏、坏死和新骨形成互相并行。早期 \\
\quad 以破坏、坏死为主，后期以新骨形成为主 \\
③感染途径——常为细菌从身体其他部位化脓性病灶经血液 \\
\quad 循环传播至关节腔，即血液性传播；化脓性骨髓炎骨质破 \\
\quad 坏，脓液进入关节腔；因开放性损伤，细菌经伤口进入关 \\
\quad 节腔。
\end{cases}
$$

三、诊断要点

表 10－4　化脓性关节炎诊断要点

分期	初期（浆液渗出期）	中期（浆液纤维蛋白性渗出期）	后期（脓性渗出期）
症状	全身不适，食欲减退，恶寒发热	寒战、高热，夜寐困难	寒战、高热逐渐缓解
体征	病变关节疼痛、压痛，不能完全伸直，活动受限，局部肿胀、灼热	体温可达40℃~41℃，局部肿、热，皮肤潮红、剧痛、胀痛或跳痛、拒按，病变关节处于畸形位置，不能活动	脓肿突破皮肤而外溃，形成窦道，关节脱位畸形更加明显，活动更加受限
实验室检查	白细胞计数略增高，中性粒细胞增多。关节穿刺，抽出浆液性渗出液	白细胞计数增高达20000/mm³以上，中性80%~90%，血沉增快。关节穿刺液呈絮状浆液，或镜检有脓细胞	白细胞计数仍较高，中性80%~90%，血沉增快。关节穿刺液呈脓性液体
X线检查	局部软组织密度增加，关节间隙增宽。关节内渗出液较多时，可出现关节半脱位，关节附近骨质出现骨质疏松	关节间隙狭窄，关节面的骨质破坏	关节软骨破坏，关节间隙变窄或消失。

四、鉴别诊断

表 10－5　化脓性关节炎、化脓性骨髓炎、关节结核与风湿性关节炎鉴别

	化脓性关节炎	化脓性骨髓炎	关节结核	风湿性关节炎
临床表现	关节红肿热痛，患肢处于关节囊较松弛位置以减轻疼痛	骨干周围软组织红肿热痛	潮热，自汗，关节肿胀，脓肿溃破后脓液夹有干酪样絮状物	游走性多关节炎，呈对称性，关节局部红肿热痛，皮肤可见环形红斑和皮下结节

	化脓性关节炎	化脓性骨髓炎	关节结核	风湿性关节炎
X线表现	病变在发病关节	病变在于干骺端及骨干	病变在发病关节	病变在发病关节

五、治疗

（一）中医

脓未成
- ①正虚邪乘——清热解毒，渗利化湿→五味消毒饮加减
- ②余毒流注——胃热解毒，凉血祛瘀→犀角地黄汤（现为清热地黄汤）或黄连解毒汤
- ③瘀血化热——活血化瘀，清热解毒→活血散瘀汤加减
  外用——金黄散或玉露膏

脓已成——托里透脓→透脓散加减

（二）西医

非手术治疗
- ①全身支持疗法：包括输液、输血及高蛋白饮食等
- ②早期应用足量广谱抗生素
- ③患肢用石膏托或皮肤牵引固定

手术治疗
- ①关节穿刺术
- ②关节镜灌洗术
- ③关节闭式冲洗吸引术
- ④关节切开引流术

思考题

1. 简述化脓性关节炎的概念、易发部位及易发人群。

2. 简述化脓性关节炎的诊断要点。

3. 临床上如何鉴别化脓性关节炎、化脓性骨髓炎、关节结核与风湿性关节炎？

4. 化脓性关节炎的治疗方法有哪些？

第三节　骨与关节结核

【考点重点点拨】

1. 掌握：骨与关节结核的概念、分类、诊断要点、治疗。

2. 熟悉：骨与关节结核中医分型及症状表现、病因病机、鉴别诊断。

一、概述

（一）概念

（1）病因：由结核菌侵入骨或关节而引起的化脓破坏性病变称为骨结核、关节结核。中医学称为"骨痨"，又名"流痰"。

（2）易发部位：脊柱最为多见。

（3）易发人群：青少年及 10 岁以下儿童多见。

（二）分类

（1）骨结核：骨组织受累。

（2）关节结核：关节受累。

（三）沿革

1. 中医学认为此病可发生在骨关节及其附近，或在邻近的筋肉间隙处形成脓肿，破溃后脓液稀薄如痰。

（1）生于脊柱：龟背痰。

（2）生于腰椎两旁：肾俞虚痰。

（3）生于髋部：附骨痰。

（4）生于膝部：鹤膝痰。

（5）生于踝部：穿拐痰。

2. 本病后期因耗损气血严重，呈虚劳征象，故又称骨痨。

二、病因病机

（一）中医

先天不足、阴精亏损、久病产后体虚 $\begin{cases}①阳虚痰凝\\②阴虚内热\\③肝肾亏虚\end{cases}$ 病邪侵袭发病

（二）西医

1. 疾病演变过程

人型结核菌、肺结核等→血液、淋巴进入骨与关节→诱导结核菌繁殖→骨关节结核

2. 病理机制

$$（1）单纯骨结核 \begin{cases} 松质骨结核 \begin{cases} ①中心型：以骨坏死及浸润为主，有游离死骨 \\ ②边缘型：局限性骨缺损，无死骨形成 \end{cases} \\ 皮质骨结核——自髓腔开始，呈局限性溶骨性破坏，骨膜呈葱皮样增殖 \\ 干骺端结核——死骨形成，骨膜呈葱皮样增殖 \end{cases}$$

（2）滑膜结核：滑膜充血，水肿，增厚，深层干酪样坏死。

（3）关节结核：肉芽组织及其血管翳侵入软骨面，软骨面坏死脱落。

三、诊断要点

1. 症状

表 10-6　主要症状

证型	局部表现	全身表现
阳虚痰凝	患处隐隐酸痛，关节活动障碍	全身症状不显，舌淡，苔薄，脉濡
阴虚内热	患处形成脓肿，皮色微红	午后潮热，颧红，盗汗，口燥咽干，食欲减退，咳嗽
肝肾亏虚	脓肿溃破，排除稀薄脓液，夹有干酪样物	形体消瘦，面色无华，畏寒，心悸，自汗，盗汗，舌淡红，苔白，脉细数或虚数

2. 其他检查

表 10 – 7　主要检查项目

项　目	表　现
血常规检查	血红蛋白降低
红细胞沉降率	增快
结核菌素试验	阳性
X 线检查	骨小梁模糊，死骨形成，空洞，骨缺损，骨膜增生，髓腔内呈不规则密度减低区，关节周围骨质增生
CT 扫描	对明确诊断和定位意义较大
磁共振成像（MRI）检查	早期骨骼内有异常信号，随后还有骨骼外形改变

四、鉴别诊断

表 10 – 8　骨与关节结核、类风湿关节炎、化脓性关节炎与风湿性关节炎鉴别

	骨与关节结核	类风湿性关节炎	化脓性关节炎	风湿性关节炎
起病	缓慢	缓慢	急	缓慢
表现	倦怠、食欲减退、午后低热、盗汗，可见寒性脓肿和窦道	累及手足小关节，出现关节僵硬、肿胀，畸形	病变关节红肿热痛，患肢处于关节囊松弛位置，有化脓	关节呈游走性红肿热痛，不化脓，有皮下结节和环形红斑
实验室检查	红细胞沉降率增快，结核菌素试验阳性，脓液结核菌培养阳性	类风湿因子阳性，脓液涂片和细菌培养可见化脓菌	抗链球菌溶血素"O"、抗透明质酸酶、抗链球菌激酶增高	

五、治疗

（一）中医

（1）阳虚痰凝：补肾温经，散寒化痰→阳和汤，外用回阳玉龙膏。

（2）阴虚内热：养阴清热托毒→六味地黄丸合清骨散或透脓散。

（3）肝肾亏虚：补养肝肾→左归丸，外用生肌玉红膏。

（二）西医

（1）抗结核药物：异烟肼和利福平两种或两种以上杀菌药联用。

（2）局部制动：局部采用石膏绷带和牵引等制动方法。

（3）穿刺抽液：体表有较大的寒性脓肿和关节大量积液。

（4）局部注药：病程长的病人，局部注射抗结核药物。

（5）手术治疗：骨病灶清除术。

六、常见结核概述

表 10 - 9   常见结核概述

	脊柱结核	髋关节结核	膝关节结核
发病人群	10 岁以下儿童多见，其次为青年及中年人群	10 岁以下儿童多见，男性多于女性	多见于儿童和青壮年人
部位	腰椎、胸椎、胸腰段脊椎、腰骶段脊椎及颈椎	单侧或双侧髋关节	多见于单侧膝关节
症状	腰背痛，低热，盗汗，乏力，消瘦，食欲减退，姿势异常，脊柱畸形，见寒性脓肿，甚至瘫痪	低热，盗汗，乏力，消瘦，食欲减退，跛行，髋部疼痛，肌肉萎缩，活动受限，肢体短缩畸形	关节肿胀，股四头肌萎缩，局部皮温高，疼痛，晚期患膝屈曲畸形，跛行，可见脓肿，窦道，关节强直
X 线检查	脊柱生理弧度消失，椎体破坏，有空洞或死骨，脓肿阴影	关节间隙增宽，髋周围骨质疏松，见骨质破坏、空洞或小的死骨	早期关节间隙增宽，关节附近骨质疏松，见小的死骨和骨空洞，晚期关节面破坏，关节间隙狭窄
特殊治疗	结核病灶清除术，脊柱植骨融合术	髋关节结核病灶清除术	滑膜次全切除术，结核病灶清除术或膝关节加压融合术

思考题

1. 简述骨与关节结核的概念、易发部位及易发人群。

2. 简述骨与关节结核中医分型及其临床表现。

3. 临床上如何鉴别骨与关节结核、类风湿关节炎、化脓性关节炎与风湿性关节炎。

4. 骨与关节结核的治疗方法有哪些？

5. 骨与关节结核的主要检查项目及表现有哪些？

第四节 骨骺炎

【考点重点点拨】

1. 掌握：骨骺炎的概念、诊断要点、治疗。
2. 熟悉：骨骺炎的病因病机、鉴别诊断。

骨骺炎又称骨软骨炎、骨软骨病、骨骺无菌性坏死或缺血性坏死等，其中最多见的为股骨头骨骺炎和胫骨结节骨骺炎。

股骨头骨骺炎

一、概述

（1）病因：股骨头骨骺炎又称股骨头无菌性坏死，股骨头软骨炎，后期易形成扁平髋等。

（2）易发人群：多发于 3～10 岁的儿童，男多于女。

二、病因病机

（1）先天不足：禀赋不足，营血失调，气血不能温煦，濡养筋骨。

（2）正虚邪侵：体质虚弱，外伤或感受风寒，湿邪所侵，脉络闭塞，骨枯髓减。

（3）气滞血瘀：气滞则血行不畅，血瘀也可致气行受阻，营卫失调，闭而不通，骨失所养。

三、诊断要点

1. 诊断要点

（1）活动期跛行加重，疼痛较甚，大腿及臀部肌肉萎缩。

（2）修复期遗留患肢短缩，髋关节旋转活动功能障碍。

（3）X 线检查见股骨头骨骺囊性变及致密改变，晚期股骨头扁平。

2. 分期（根据 X 线）

Ⅰ度	骨骺致密及囊性改变，干骺端正常
Ⅱ度	受累区占骨骺一半以上，死骨明显，股骨头塌陷变扁
Ⅲ度	骨骺大部分形成死骨，碎裂，头扁平，股骨颈增宽
Ⅳ度	骨骺全部破坏，股骨头扁平，致密，碎裂，骨骺移位

四、鉴别诊断

表 10 – 10　股骨头骨骺炎、髋关节结核与股骨头骨骺滑脱症鉴别

	股骨头骨骺炎	髋关节结核	股骨头骨骺滑脱症
外伤史	无	无	明显
发病人群	儿童	青少年及 10 岁以下儿童	男性儿童与少年
症状及体征	髋部疼痛，肢体短缩，跛行，肌肉萎缩，髋关节活动障碍	低热，盗汗，纳差，消瘦，髋部出现脓肿或窦道	髋部疼痛，跛行
X 线表现	股骨头骨骺囊性变及致密骨改变，股骨头变扁	骨与关节面破坏	侧位片见股骨头向后下方脱位

五、治疗

（一）中医

（1）先天不足：补肾健骨→左归丸。

（2）正虚邪侵：补养气血→圣愈汤，八珍汤或十全大补汤。

（3）气滞血瘀：行气止痛，活血祛瘀→桃红四物汤加减。

（二）西医

（1）非手术治疗：牵引或外展支架。

（2）手术治疗 { ①髋关节滑膜切除术 ②股骨头骨骺钻孔术 ③髋关节白盖成形术

思考题

1. 股骨头骨骺炎临床上又称为什么？其易发于哪类人群？

2. 简述股骨头骨骺炎诊断要点。

3. 根据 X 线股骨头骨骺炎可分为几期，各期的影像学表现如何？

4. 临床上如何鉴别股骨头骨骺炎、髋关节结核与股骨头骨骺滑脱症？

5. 股骨头骨骺炎的治疗方法有哪些？

胫骨结节骨骺炎

一、概述

胫骨结节骨骺炎发于胫骨结节处，以青少年中喜好剧烈运动者多见，男多于女。

二、病因病机

慢性劳损→气血凝滞，营卫不通→骨失气血温煦和濡养→致生本病。

三、诊断要点

（1）膝关节用力活动时疼痛，休息后缓解。

（2）胫骨结节处高突隆起，局部无波动感，压之较硬，有压痛。

（3）X 线检查显示髌韧带及周围软组织有肿胀阴影，胫骨结节骨骺碎裂。

四、鉴别诊断

表 10－11　胫骨结节骨骺炎与胫骨结节骨骺撕脱骨折鉴别

	外因	发病	症　状	X 线检查
胫骨结节骨骺炎	慢性劳损	缓慢	疼痛缓和，可以行走	髌韧带及周围软组织有肿胀阴影，胫骨结节骨骺碎裂
胫骨结节骨骺撕脱骨折	较大外力	急剧	疼痛剧烈，不能行走，局部皮肤可见瘀斑	胫骨结节骨骺分离

五、治疗

（1）避免剧烈运动。

（2）长腿石膏托或夹板固定膝关节于伸直位。

（3）内服桃红四物汤，外用消肿止痛膏。

思考题

1. 简述胫骨结节骨骺炎诊断要点。

2. 临床上如何鉴别胫骨结节骨骺炎与胫骨结节骨骺撕脱骨折？

3. 简述胫骨结节骨骺炎的治疗方法。

第五节　股骨头无菌性坏死

【考点重点点拨】

1. 掌握：股骨头无菌性坏死的概念、诊断要点及治疗。

2. 熟悉：股骨头无菌性坏死的病因病机、X线分期及表现。

一、概述

（1）病因：股骨头缺血性坏死。属于中医学"骨痹"、"骨蚀"范畴。

（2）易发人群：以儿童和青少年多见，男多于女。

二、病因病机

（1）肝肾亏虚：髓失所养，营血失调→气血不能温煦濡养筋骨。

（2）正虚邪侵：外伤或感伤寒，风寒湿邪侵袭→脉络闭塞。

（3）气滞血瘀：气滞则血行不畅，血瘀也可致气行受阻，营卫失调，闭而不通→最终导致骨失所养发病。

三、诊断要点

1. 诊断要点

（1）有创伤、慢性劳损、使用激素、过量饮酒及接触放射线史。

（2）髋部疼痛，呈钝痛，跛行。

（3）髋关节屈曲、外旋功能障碍。

（4）"4"字试验及髋关节屈曲挛缩试验阳性。

2. X 线分期

Ⅰ度	负重区出现囊性变或"新月征"
Ⅱ度	负重区密度增高，周围出现硬化带
Ⅲ度	股骨头出现阶梯状塌陷或双峰征，负重区变扁，周围骨质疏松
Ⅳ度	髋关节间隙狭窄，股骨头扁平，肥大，增生，出现脱位

四、鉴别诊断

表 10－12　髋关节结核、类风湿关节炎、风湿性关节炎与股骨头无菌性坏死鉴别

	症　状	辅助检查
髋关节结核	低热，盗汗，消瘦，髋部可见脓肿	X线片可见骨与关节破坏
类风湿关节炎	至少一个关节活动时疼痛，可触及皮下结节，晨僵	红细胞沉降率增快，类风湿因子阳性，X线片关节间隙早期变宽，以后变窄，周围韧带钙化
风湿性关节炎	关节出现红、肿、热、痛，疼痛呈游走性	血清抗链球菌溶血素"O"阳性，X线片见骨结构改变不明显
股骨头无菌性坏死	髋部疼痛，呈钝痛，跛行，髋关节屈曲、外旋功能障碍，"4"字试验及髋关节屈曲挛缩试验阳性	X线片可见股骨头负重区出现囊性变或"新月征"，周围有硬化带，股骨头塌陷

五、治疗

（一）中医

（1）肝肾亏虚：滋补肝肾→左归丸。

（2）正虚邪侵：双补气血→八珍汤、十全大补汤或苓桂术甘汤、宣痹汤。

（3）气滞血瘀：行气止痛，活血祛瘀→桃红四物汤加减。

（二）西医

1. 非手术治疗

限制负重，下肢外展、内旋位牵引。

2. 手术治疗 { ①钻孔减压术 ②带肌蒂或血管植骨术 ③血管移植术 ④人工关节置换术

思考题

1. 简述股骨头无菌性坏死的诊断要点。

2. 根据 X 线股骨头无菌性坏死可分为几期，各期的影像学表现如何？

3. 临床上如何鉴别髋关节结核、类风湿关节炎、风湿性关节炎与股骨头无菌性坏死？

4. 股骨头无菌性坏死的治疗方法有哪些？

第六节　骨性关节炎

【考点重点点拨】

1. 掌握：骨性关节炎的概念、分类、诊断要点及治疗。

2. 熟悉：骨性关节炎的病因病机，鉴别诊断。

一、概述

（一）概念

（1）病因：骨性关节炎是一种以关节软骨退行性变和继发性骨质增生为主的慢性关节病变。临床上又称增生性关节炎。属中医学"痹症"、颈肩腰腿痛范畴。

（2）易发部位：好发于负重大，活动多的关节，如脊柱、膝、髋等处。

（3）易发人群：中老年人。

（二）分类

（1）原发性骨性关节炎

（2）继发性骨性关节炎

二、病因病机

中医 ① 肝肾亏损——肝虚血不能养筋，肾虚而髓减，致使筋骨均失所养

② 慢性劳损——筋骨受损，营卫失调，气血受阻，经脉凝滞，筋骨失养·

西医——年龄增长、创伤、畸形或疾病→关节软骨破坏→软骨骨化→骨赘形成，关节囊纤维变性增厚→肌肉痉挛→致发本病。

三、诊断要点

1. 诊断要点

（1）因年龄增长、创伤、畸形或某些疾病而致病。

（2）关节疼痛，呈钝痛，有休息痛与晨僵。

（3）患病关节肿胀，肌肉萎缩，关节活动时有软骨摩擦音，活动受限。

（4）X线片见关节边缘有骨赘形成，间隙变窄，出现硬化、囊腔和游离体。

2. 不同部位的退行性关节炎的临床特征

表 10－13　不同部位的退行性关节炎的临床特征

部 位	病 因	临 床 特 征
膝关节	继发于膝部内、外翻畸形，半月板破裂，剥脱性骨软骨炎，髌骨习惯性脱位或关节内骨折和韧带损伤之后	膝关节常有"胶着现象"，可触及到摩擦感，有时浮髌试验阳性
髋关节	常继发于髋臼发育不良、股骨头坏死、髋部炎症和骨折、脱位之后	多为单侧关节。X线片在髋臼上缘，或在股骨头内常见较大的囊样透亮区，关节间隙狭窄、半脱位

续表

部 位	病 因	临 床 特 征
指间关节	多属原发性	常见于老年妇女远侧指间关节,偶见于近侧指间关节,多个关节受累,可见骨性粗大和 Heberden 结节
肘关节	继发性多见。常与慢性劳损有关	老年多见,肘关节疼痛肿胀活动不利,常见桡骨头增大
脊柱	原发性及继发性均可发生	常见于活动多、承重大的颈椎下段和腰椎下段。可伴有脊髓或神经根受压症状。X 线检查可见椎体上下缘骨质增生,甚者可见骨桥;椎间隙及关节突间隙变窄,椎管狭小

四、鉴别诊断

表 10−14 骨性关节炎、骨关节结核、风湿性关节炎与类风湿关节炎鉴别

	骨性关节炎	骨关节结核	风湿性关节炎	类风湿关节炎
表现	关节疼痛,呈钝痛,有休息痛与晨僵,肿胀、肌肉萎缩,关节活动时有软骨摩擦音	倦怠、食欲减退,午后低热、盗汗,可见冷脓肿和窦道	关节呈游走性红肿热痛,不化脓,有皮下结节和环形红斑,关节不遗留畸形	累及手足小关节,出现关节僵硬,肿胀,呈对称性,有畸形
其他	X 线可见关节缘骨赘破坏	红细胞沉降率增快,结核菌素实验阳性,脓液结核菌培养阳性	可并发风湿性心脏病	血清类风湿因子阳性

五、治疗

(一) 中医

内治法 {
① 肝肾亏损——滋补肝肾→左归丸
② 慢性劳损 {
早期——补气补血→八珍汤或十全大补汤
晚期——滋补肝肾→左归丸、肾气丸或六味地黄丸
}
}

外治法
①外用药——骨刺膏局部敷贴，麝香正骨水等药外擦
②针灸治疗——能缓解疼痛，改善症状
③理筋手法——根据病情，可选用点穴、弹筋、拨筋、活络展筋手法
④牵引疗法——可促进炎症吸收、消除肿胀，有镇痛的作用
⑤其他——可选用直流电醋离子导入或乌头离子导入法、超短波电疗法、超声波疗法或磁疗、激光等

（二）西医

1. 非手术治疗

使用消炎痛、布洛芬、扶他林或水杨酸制剂，关节内药物注射

2. 手术治疗
①关节清理术
②关节成形术
③关节融合术
④人工关节置换术

思考题

1. 简述骨性关节炎的概念、易发部位及易发人群。
2. 简述骨性关节炎的诊断要点。
3. 不同部位的退行骨性关节炎的临床特征有何不同？
4. 临床上如何鉴别骨性关节炎、骨关节结核、风湿性关节炎与类风湿关节炎？
5. 骨性关节炎的治疗方法有哪些？

第七节　骨质疏松

【考点重点点拨】

1. 掌握：骨质疏松的概念、分类、诊断要点及治疗。
2. 熟悉：骨质疏松的病因病机、鉴别诊断。

一、概述

骨质疏松是指骨量减少，即单位体积内骨的总量减少，骨小梁的数目减少，骨的脆性增加及易于发生骨折为特征的全身性骨骼疾病。中医学则把骨质疏松归属于"虚劳"、"骨痿"范畴。

二、病因病机

1. 中医

（1）肾虚精亏：肾阳虚衰，不能充骨生髓；肾阴亏损，精失所养，不能养髓。

（2）正虚邪侵：正虚而卫外不固，外邪乘虚入，气血痹阻，骨失所养，髓虚骨疏。

（3）先天不足：肾为先天之本，由于先天禀赋不足，肾脏素虚，骨失所养。

2. 西医

病因 $\begin{cases} ①激素调控异常 \\ ②营养因素异常 \\ ③物理因素异常 \\ ④遗传因素异常 \\ ⑤某些药物影响 \end{cases}$

发病机制 $\begin{cases} ①肠对钙吸收减少、肾脏排泄钙增多 \\ ②引起破骨细胞数量增多且活性增强 \\ ③成骨细胞活性减弱，骨基质形成减少 \end{cases}$ →骨代谢负平衡，骨基质及骨钙含量减少

3. 分类 $\begin{cases} ①原发性骨质疏松 \begin{cases} 绝经后骨质疏松 \\ 老年性骨质疏松 \end{cases} \\ ②继发性骨质疏松 \\ ③特发性骨质疏松 \end{cases}$

三、诊断要点

（1）局限性疼痛。

（2）驼背。

（3）易发生骨折，尤其以胸腰椎体压缩性骨折多见，可引起身长短缩等畸形。

（4）血清钙降低，血清磷增高，尿羟脯氨酸增高。

（5）骨密度测定示：骨密度值减少大于25%。

（6）X线片见骨密度降低，骨小梁减少、变细。

四、鉴别诊断

表 10-15　骨质疏松症、骨质软化症、多发性骨髓瘤、原发性甲状旁腺功能亢进症与成骨不全症鉴别

	骨质疏松症	骨质软化症	多发性骨髓瘤	原发性甲状旁腺功能亢进症	成骨不全症
症状及体征	局限性疼痛，驼背，易发生骨折，身长短缩等畸形	广泛自发疼痛，全身肌肉无力	贫血，骨痛，肾功能不全，出血，关节痛，可发生病理性骨折	胃纳不佳，腹胀、恶心、呕吐，便秘，四肢肌肉松弛，尿结石，多尿，口渴，多饮，骨痛	有家族遗传史，耳聋，巩膜变薄，透明度增加，出现巩膜蓝染
实验室检查	血清钙降低，血清磷增高，尿羟脯氨酸增高	血磷、血钙降低，碱性磷酸酶升高	骨髓像呈增生性反应，骨髓中出现大量骨髓瘤细胞，高球蛋白血症	血钙增高，血磷降低，尿钙增多，甲状旁腺激素增高	
X线检查	X线片见骨密度降低，骨小梁减少、变细	骨质广泛疏松，假骨折线，横骨小梁消失，纵骨小梁纤细	多处骨骼弥漫性，骨质疏松，溶骨病变，有骨缺损阴影	骨膜下皮质吸收、脱钙，弥漫性骨质疏松，骨囊性变	骨皮质较薄

五、治疗

中医 {
①肾虚精亏——补肾填精→左归丸加减
②正虚邪侵——扶正固本→鹿角胶丸
③先天不足——填精养血，助阳益气→龟鹿二仙胶汤
}

①药物治疗——钙剂，性激素，维生素 D，氟化物

②病因治疗——积极治疗原发病

西医 ③并发症治疗——发生骨折的骨质疏松病人，卧床或用外固定支架制动

④辅助治疗——热敷等物理疗法，饮食调养，体育活动

思考题

1. 简述骨质疏松症的概念。

2. 简述骨质疏松症的发病机制。

3. 简述骨质疏松症的诊断要点。

4. 临床上如何鉴别骨质疏松症、骨质软化症、多发性骨髓瘤、原发性甲状旁腺功能亢进症与成骨不全症？

5. 骨质疏松症的治疗方法有哪些？

第八节 骨 肿 瘤

【考点重点点拨】

1. 掌握：骨肿瘤的概念、分类、诊断要点及治疗。

2. 熟悉：骨肿瘤的病因病机、鉴别诊断。

一、概述

1. 概念

骨肿瘤是指发生于骨或其附属组织（骨髓、骨膜、血管、神经等）的肿瘤。

2. 来源 ①骨基本组织——软骨、骨、骨膜、髓腔纤维组织
②骨附属组织——骨内神经、血管、骨髓

3. 分类 ①原发性骨肿瘤
②瘤样病变
③继发性骨肿瘤

二、病因病机

（1）正虚邪侵：正虚体弱，腠理不密，外邪侵袭，脏腑功能失常，气虚血亏，气血壅塞，结聚成瘤。

（2）气滞血瘀：气血瘀滞，经络阻隔，骨与气并，日以增大，凝结成块。

（3）肾虚精亏：先天禀赋不足，遗传或年老体虚，肾虚精亏，营卫失调，气血不和，不以荣骨。

三、诊断要点

表 10 – 16　骨肿瘤诊断要点

项　目	要　点
问诊	既往史、现病史、年龄、疼痛、肿块、功能障碍
望诊	早期，无明显全身表现，肿瘤常不很大，形状规则，局部皮色如常。恶性肿瘤晚期，常出现食欲不振、精神萎靡、消瘦等征象，肿瘤局部出现皮薄、紫暗、浅表静脉怒张等
摸诊	切脉，摸肿块大小、形态，摸淋巴结肿大
X 线表现	①骨质破坏 ②骨皮质改变：包括虫蚀样变、筛孔样变及骨皮质缺损 ③肿瘤骨钙化及骨化：包括均匀性毛玻璃样变、斑片状硬化骨及针状瘤骨 ④骨膜改变 ⑤软组织中阴影
实验室检查	红细胞沉降率加快，贫血，Bence – Jones 蛋白尿，骨髓穿刺可见骨髓瘤细胞，碱性磷酸酶升高
病理检查	可明确诊断
其他	放射性核素[99m]锝骨扫描可明确显示病变范围，但不能定性

四、鉴别诊断

表 10 – 17　良性骨肿瘤与恶性骨肿瘤鉴别

	良性骨肿瘤	恶性骨肿瘤
临床表现	①发病时间长，生长缓慢，无全身症状，疼痛不明显 ②局部肿块边缘清楚，皮肤无改变、无压痛	①发病时间短，生长迅速，疼痛、肿胀，功能障碍，晚期贫血恶液质 ②局部肿胀，边缘不清，皮肤表面光亮，静脉扩张，红热有压痛

续表

	良性骨肿瘤	恶性骨肿瘤
病理	肿瘤细胞分化成熟，与母体细胞接近	细胞分化不成熟，与胚胎幼稚型相似
X线表现	肿瘤向外生长多呈骨赘形态，向内长呈膨胀扩张性，边界清楚，骨皮质完整、变薄，无骨膜反应增生，无软组织浸润。邻近组织器官可被压迫移位	呈浸润性生长，不定形，边界不清，骨皮质呈筛孔状、虫蚀状破坏，不完整。骨膜反应呈多种形态，增生明显。有明显软组织浸润，肿块侵蚀，破坏邻近组织器官
实验室检查	多属正常	血液、AKP、ESR、LDH、尿液有改变
转移	无	常转移到肺及其他骨骼
预后	好	不良

五、治疗

中医
①正虚邪侵——补正祛邪→八珍汤或十全大补汤
②气滞血瘀——行气活血化瘀→桃红四物汤加减
③肾虚精亏——补肾填精→左归丸

西医
①化学药物治疗——包括烷化剂、抗代谢药及抗生素等联合应用
②免疫治疗——卡介苗、百日咳菌苗和内毒素等
③放射治疗——利用放射线或放射性同位素直接杀伤肿瘤
④手术治疗——刮除术、切除术、截除术、截肢及关节离断术及人工假体置换

思考题

1. 简述骨肿瘤的概念及分类。
2. 简述骨肿瘤的诊断要点。
3. 临床上如何鉴别良性骨肿瘤与恶性骨肿瘤？
4. 骨肿瘤的治疗方法有哪些？